漫话下肢静脉曲张

范　利　赵纪春　主审

汪　涛　马玉奎　主编

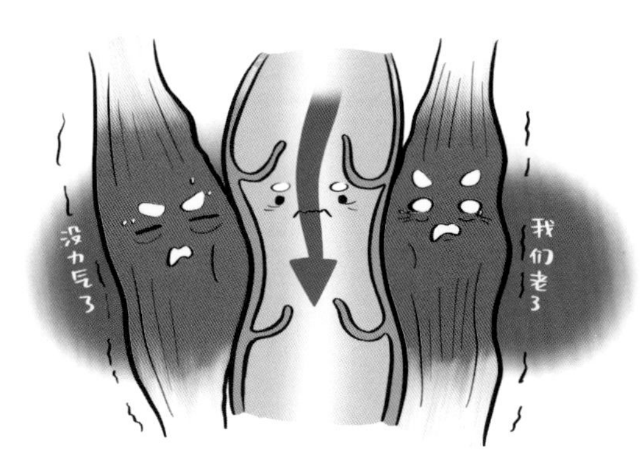

科学技术文献出版社
SCIENTIFIC AND TECHNICAL DOCUMENTATION PRESS
·北京·

图书在版编目（CIP）数据

漫话下肢静脉曲张 / 汪涛，马玉奎主编. — 北京: 科学技术文献出版社，2023.12

ISBN 978-7-5235-0868-8

Ⅰ. ①漫… Ⅱ. ①汪… ②马… Ⅲ. ①下肢静脉曲张—防治—普及读物 Ⅳ. ① R543.6-49

中国国家版本馆CIP数据核字（2023）第200292号

漫话下肢静脉曲张

策划编辑：王黛君　责任编辑：王黛君　吕海茹　责任校对：张永霞　责任出版：张志平

出 版 者　科学技术文献出版社
地　　址　北京市复兴路15号　邮编　100038
编 务 部　（010）58882938，58882087（传真）
发 行 部　（010）58882905，58882868
邮 购 部　（010）58882873
官方网址　www.stdp.com.cn
发 行 者　科学技术文献出版社发行　全国各地新华书店经销
印 刷 者　北京地大彩印有限公司
版　　次　2023年12月第1版　2023年12月第1次印刷
开　　本　880 × 1230　1/32
字　　数　76千
印　　张　3.75
书　　号　ISBN 978-7-5235-0868-8
定　　价　52.80元

编委会

推荐序 1

下肢静脉曲张是一种常见的血管疾病，特指下肢浅表静脉的瓣膜功能障碍，导致静脉内血液反流。随着血液淤滞和静脉内压力升高，受累的静脉壁逐渐扩张、膨出和迂曲，常呈现为条索状或团块状，使腿部“青筋凸起”。

我国已经进入深度老龄化阶段。随着老年人口数量快速增长，随之而来的是老年人血管疾病的发病率迅速上升。这类疾病导致的致残率和死亡率都很高，严重影响着老年人的生活质量和生存状况。

下肢静脉曲张是血管外科和基本外科领域最常见的静脉疾病，据估计，我国下肢静脉曲张的发病率已超过 10%，这意味着我国患有下肢静脉曲张的患者数量超过一亿。下肢静脉曲张的特点是缓慢发展、反复发作、治疗困难。这些特征常常导致患者失去劳动能力，生活质量降低，并且消耗大量的医疗资源。因此，关注老年人的血管健康，将血管疾病的防治关口前移，尤为重要。

《漫话下肢静脉曲张》一书是由汪涛教授与全国各地知名血管外科专家共同创作的。该书通过 100 个关于下肢静脉曲张的热点问题，从病因、临床表现、常见并发症、诊断与治疗、物理预防与药物预防等多个角度，阐述了下肢静脉曲张诊治的最新观点和临床经验，为读者提供宝贵的知识和信息，可帮助读者全面了解下肢静脉曲张疾病，更好地应对下肢静脉曲张。希望这本书能够广泛传播，为老年人血管健康保驾护航。

本书中每一个问题都配有漫画，图文并茂、生动活泼，能帮助读者轻松理解专业的医学问题。希望读者在轻松阅读的同时，获得关于下肢静脉曲张的医学知识和防护技能。对于中青年医生和基层医生来说，本书也有助于缩短他们的学习曲线。

值得高兴的是，这本科普书籍由中国老年医学学会周围血管疾病管理分会牵头出版，结合了“面向基层、立足专病、小步快跑”的推广模式。这本书将为大众的血管健康提供保护，具有积极的社会推广意义。特此作序！

范利

中国老年医学学会会长

2023 年 10 月　于北京

推荐序2

下肢静脉曲张是一种常见的血管疾病，主要发生在下肢静脉系统中。其病因复杂，包括遗传因素、静脉瓣膜结构与功能不良以及静脉血液回流受阻等。大多数下肢静脉曲张患者无明显症状，但少数患者可能会感到双腿酸胀不适、患肢沉重、轻度水肿等症状，尤其在长时间站立时症状会加重。如果病程较长，还可能出现皮肤萎缩、皮肤脱屑、色素沉着、皮下组织硬结等症状。若不及时治疗，下肢静脉曲张可能引发浅静脉炎、皮肤溃疡、静脉破裂出血等并发症，严重影响患者的生活和健康。因此，了解下肢静脉曲张的预防和治疗方法对于保护血管健康至关重要。

在2022年国务院办公厅印发的《“十四五”国民健康规划》中，慢病综合防控被强调为重要内容。然而，我们注意到一些基层医院及其医务人员对下肢静脉曲张的认知和诊疗手段仍存在局限性。这意味着在日常诊疗过程中，可能会存在一些挑战和不足。而在现实生活中，人们的日常生活习惯和人口结构老龄化等因素也会增加下肢静脉曲张的风险。例如，长时间坐轮椅导致下肢活动不足，长期从事重体力劳动，或长时间站立不动等，都会导致血流缓慢，增加下肢静脉曲张的风险。同时，一些与腹腔压力增高有关的情况，如反复咳嗽、排尿困难、妊娠等，也容易加重下肢静脉曲张的症状。

因此，了解如何在日常生活中预防和护理下肢静脉曲张，已成为大众尤其是老年人迫切需要了解的科普知识。提供下肢静脉曲张相关的健康教育和指导，加强医务人员的培训和意识，以及推广有效的预防措施和治疗方法，都是至关重要的。只有通过综合的防控措施，才能更好地管理和减少下肢静脉曲张的发生和发展，提高人民群众的健康水平。

近年来，汪涛教授在血管疾病的临床诊疗和基础研究方面取得了显著成就。更重要的是，他认识到疾病预防的重要性，并致力于医学科普事业。本书采用了漫画与文字相结合的形式，以通俗易懂的语言解释复杂的血管问题，包括下肢静脉曲张的概况、诊疗、筛查、预防和护理等方面的知识，便于大众理解和掌握下肢静脉曲张相关知识，对于帮助基层临床医生解决常见问题也具有重要意义。

希望本书能帮助大众了解下肢静脉曲张的预防、护理等血管健康知识，并将其应用到日常生活中，提高健康素养和生活质量。同时，也希望本书能帮助基层医务工作者向大众科普下肢静脉曲张的相关医学知识，为健康中国的建设贡献力量。

中国老年医学学会周围血管疾病管理分会会长

2023 年 10 月　于成都

目录

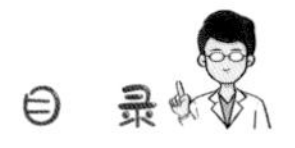

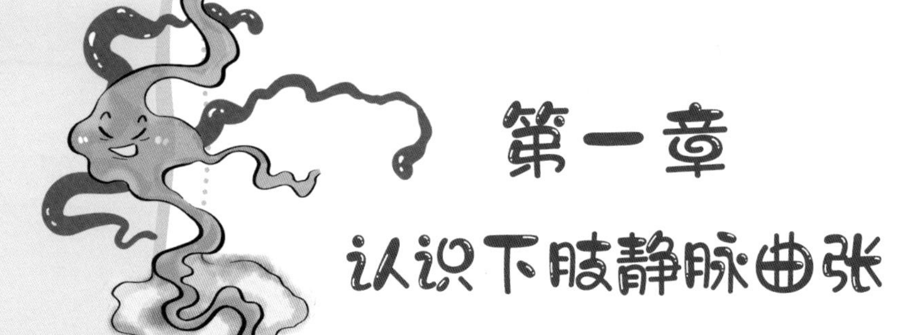

第一章

认识下肢静脉曲张

1. 下肢静脉曲张是一种什么疾病?

下肢静脉曲张是一种很常见的疾病，也是静脉系统最常见的一种疾病，其典型表现为腿部凸出于皮肤表面的迂曲静脉，也可伴有下肢沉重、酸胀、水肿、瘙痒、色素沉着、皮肤溃疡等症状。

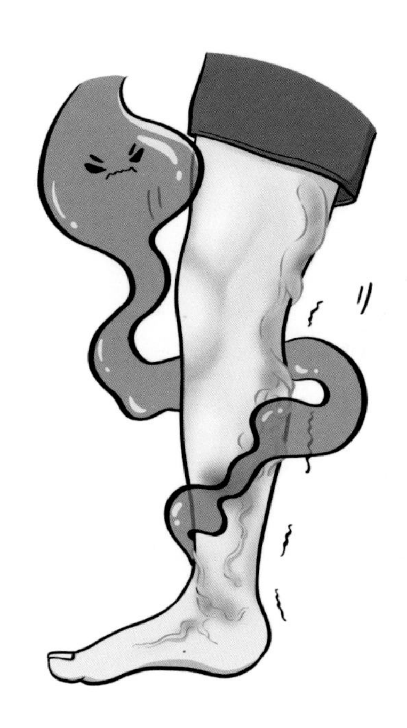

2. 下肢静脉曲张的发病率是多少？

下肢静脉曲张的发病率在不同国家和地区有所不同。在中国，下肢静脉曲张的发病率已超过 10%；在其他国家，如美国，下肢静脉曲张的发病率约为 25%。

另外，该病的发病率女性高于男性，随着年龄的增长，下肢静脉曲张的发病率也会上升。

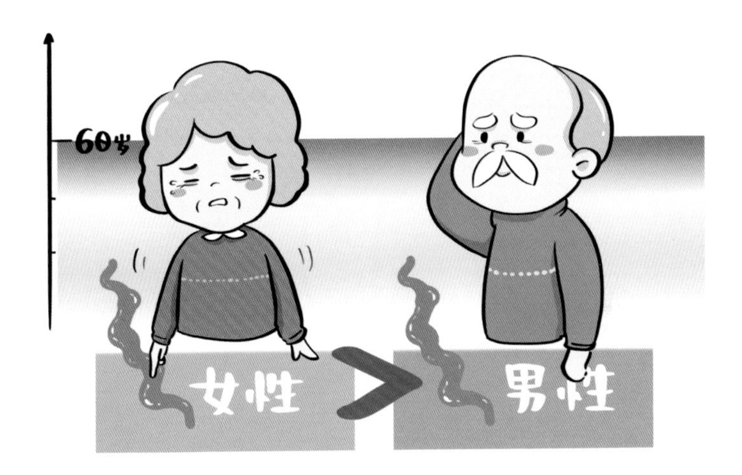

3. 下肢静脉曲张有哪些症状?

下肢静脉曲张典型表现为腿部凸出于皮肤表面的迂曲静脉，同时可伴有下肢沉重、酸胀、疼痛、瘙痒、水肿等症状，严重时可有皮肤色素沉着、皮肤萎缩、皮肤溃疡等下肢皮肤营养障碍性改变。

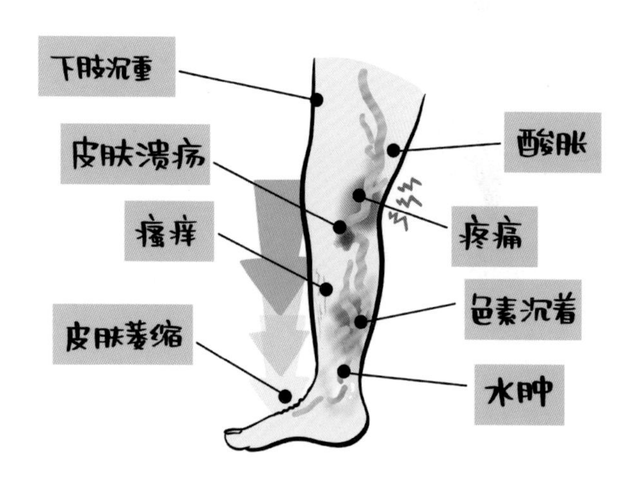

4. 下肢静脉曲张应该看哪个科？

不同医院专业划分有所不同，怀疑自己是静脉曲张者可前往以下科室就诊：血管外科，或者具有血管外科专业的普通外科、心血管外科等。

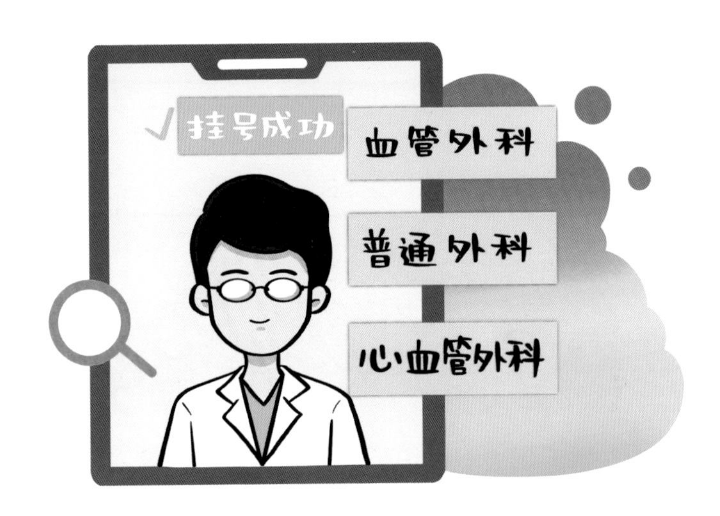

5. 下肢静脉曲张会影响走路吗?

早期的下肢静脉曲张不会影响走路。下肢静脉曲张逐步进展且未接受正规治疗的话，可出现下肢沉重、酸胀、疼痛、瘙痒、水肿等症状；到了晚期可出现皮肤溃疡等皮肤营养障碍性改变，长时间站立或行走后会增加下肢静脉淤血，导致上述症状进一步加重，会影响正常的行走能力。

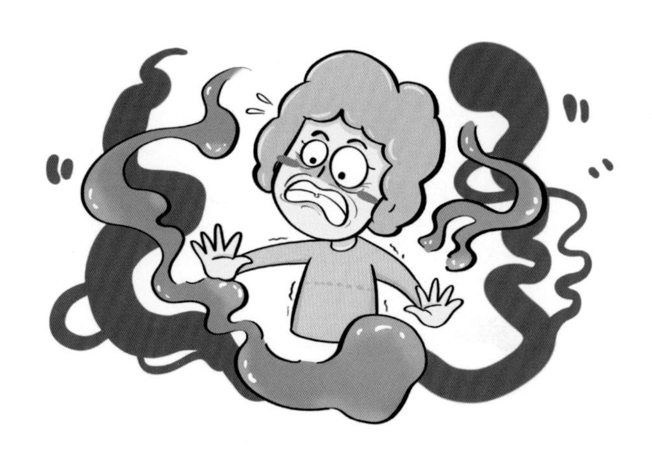

6. 平时见到的“浮脚筋”“蚯蚓腿”“老烂腿”，是下肢静脉曲张吗？

浮脚筋和蚯蚓腿指的是腿部静脉凸起、扩张、迂曲、成团，是下肢静脉曲张的典型表现。

老烂腿指的是下肢静脉长期淤血导致的难以痊愈的皮肤溃疡，老烂腿 80% 是由下肢静脉曲张导致的，也可由下肢深静脉血栓或血管畸形导致。

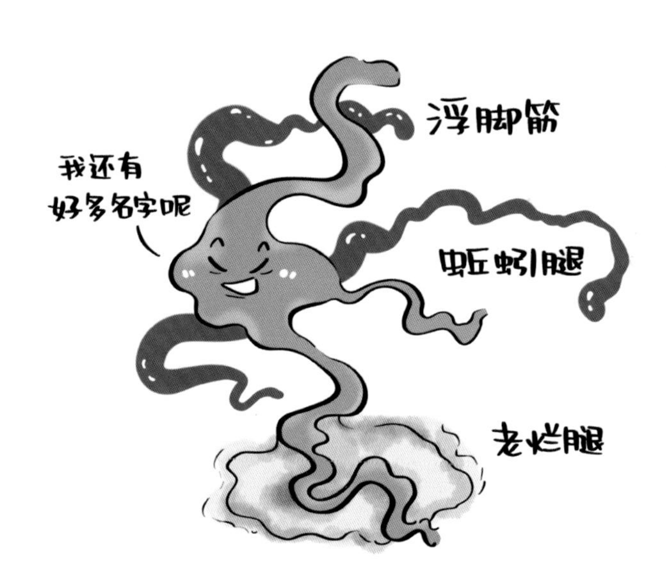

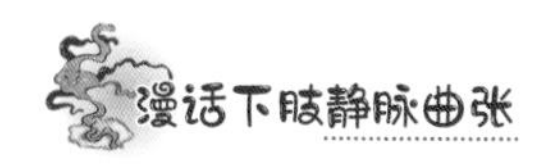

7. 为什么腿上的曲张静脉有的像蚯蚓，有的像蜘蛛脚？

蜘蛛脚也称毛细血管扩张，主要是早期静脉功能不全的一种表现，也可以出现在妊娠期或女性绝经后雌激素水平降低时期。

蚯蚓状血管凸起则是下肢静脉曲张的典型表现。

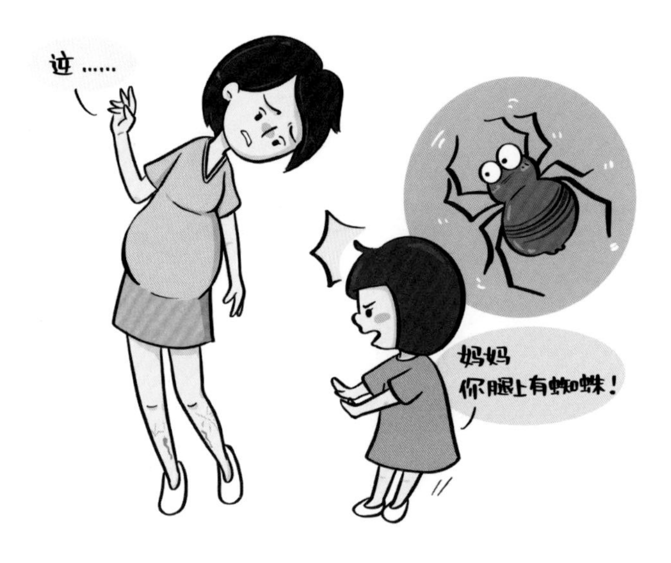

8. 为什么下肢青筋凸起集中在小腿上？

小腿位于肢体远端，常常处于下垂体位，中下三分之一静脉压力大，静脉回流受阻导致的血液蓄积更加明显，其静脉高压和静脉壁的改变也更明显，因此青筋凸出主要集中于小腿。

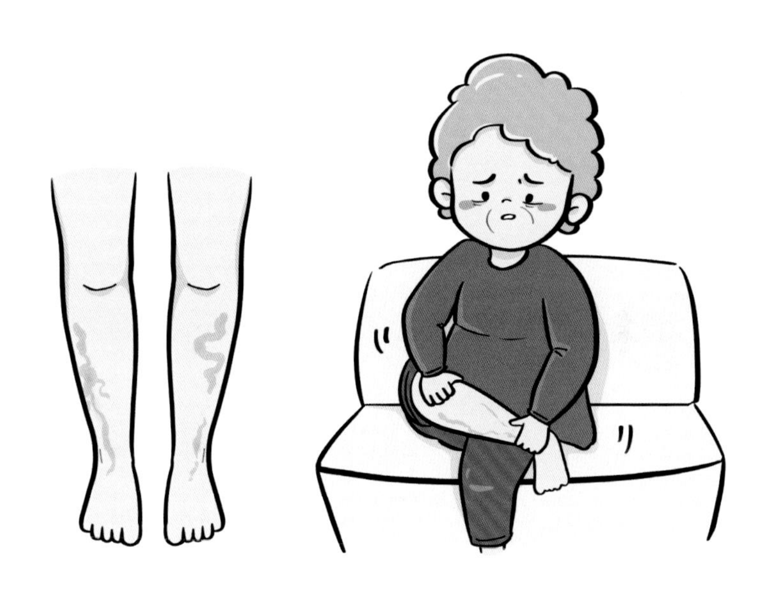

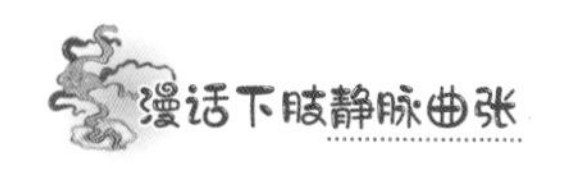

9. 腿上青筋凸起就一定是下肢静脉曲张吗?

腿上青筋凸起并不一定都是下肢静脉曲张，也可能是下肢深静脉血栓形成、髂静脉压迫综合征、KT 综合征（Klippel-Trenaunay Syndrome，一种罕见的先天性疾病），或者是正常的生理现象。青筋凸起是否为下肢静脉曲张，还应根据其他症状、体征、检查进行综合判断。

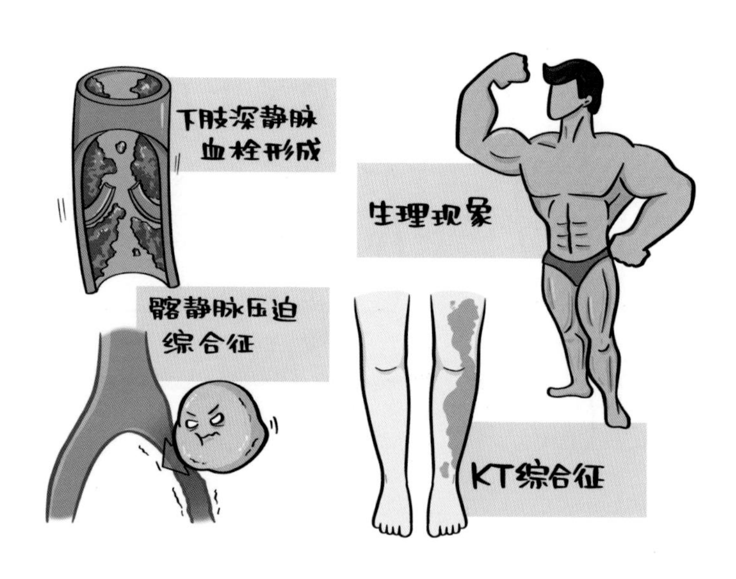

10. 肚子和手上的青筋凸起是静脉曲张吗?

肚子和手上的青筋凸起可能是正常的血管扩张，比如手长期运动或搬重物或天气过热时会出现血管扩张，但不会引起缺血；也可能是异常现象，比如浅静脉或深静脉血栓形成、肝硬化、布加综合征等。如发现身上有青筋凸起，建议前往医院就诊明确原因。

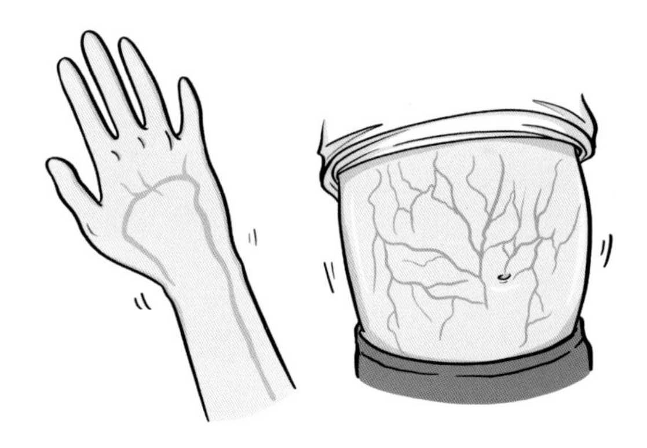

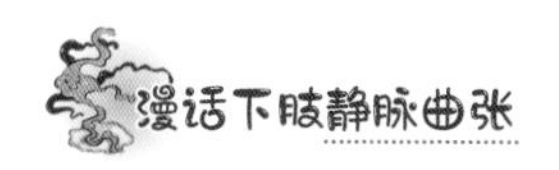

11. 下肢静脉曲张和大隐静脉曲张是一样的吗？

下肢静脉曲张和大隐静脉曲张不完全一样。下肢静脉曲张包含大隐静脉曲张、小隐静脉曲张、局部浅静脉曲张。大隐静脉是全身最长的皮下浅静脉，远端起于足背内侧的足背静脉弓，沿小腿及大腿内侧上行，近端汇入腹股沟处的股静脉。小隐静脉远端起于足背外侧的足背静脉弓，沿小腿后面上行，近端汇入腘窝处的腘静脉。

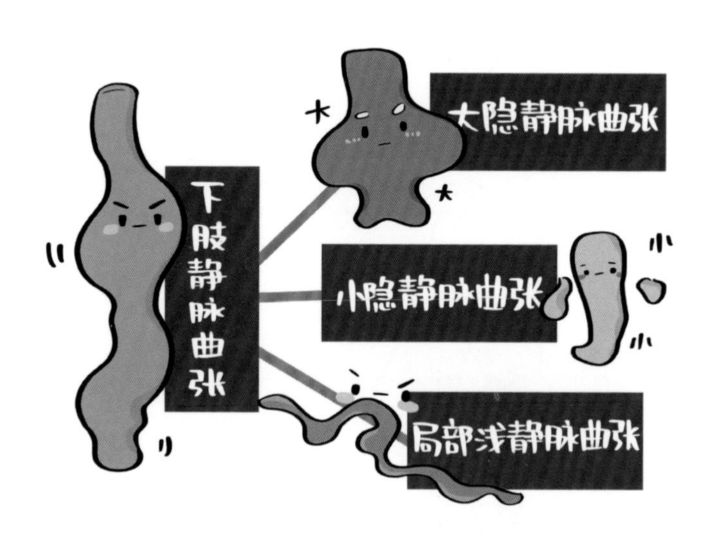

12. 下肢静脉曲张是怎么形成的？

下肢静脉内的血液回流受阻淤滞，导致下肢静脉内长期静脉高压、下肢静脉瓣膜功能受损、静脉内炎症反应生成，从而导致下肢静脉曲张，出现静脉扩张、迂曲、淤血性皮炎、皮肤溃疡等表现。

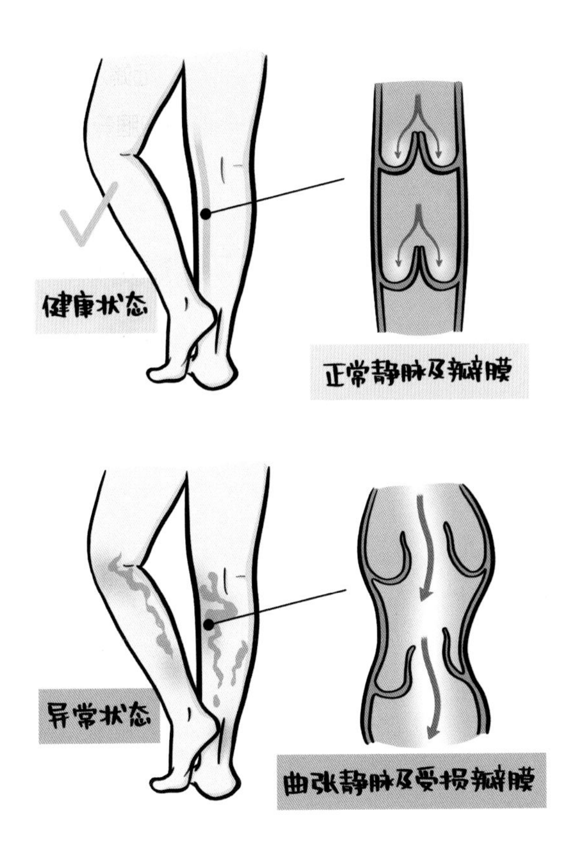

13. 哪些人群容易出现下肢静脉曲张?

下肢静脉曲张的影响因素较多，其高发人群主要包括长期站立工作者、重体力劳动者、慢性咳嗽者、习惯性便秘者、肥胖患者、怀孕女性等，另外也有一定的先天遗传因素。

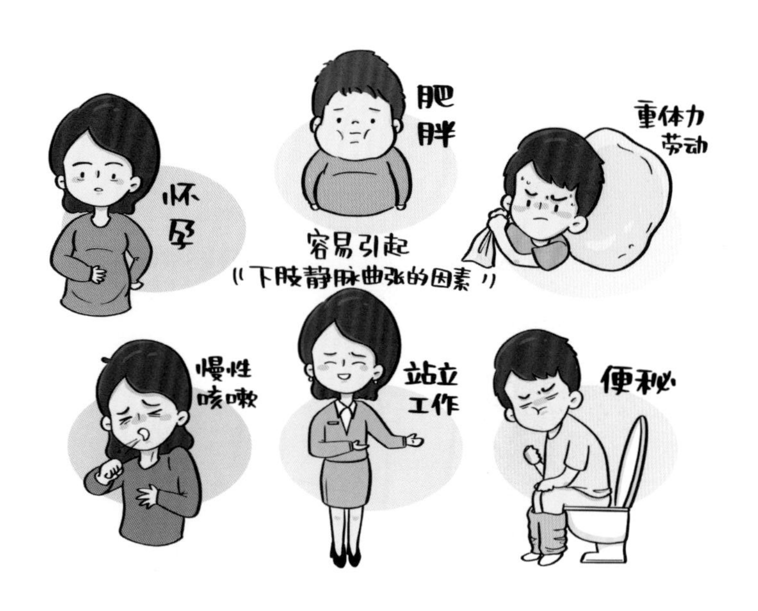

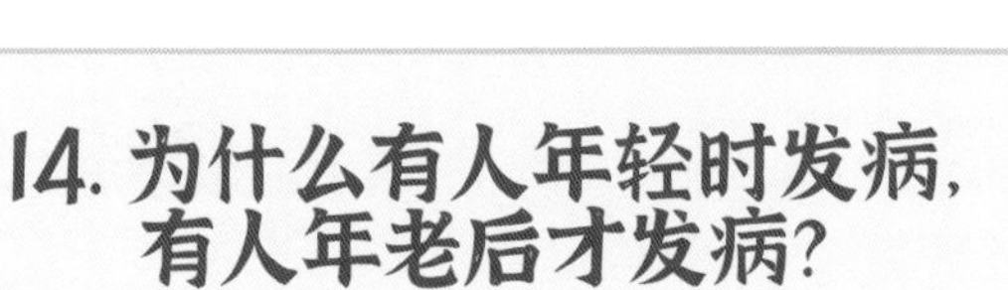

14. 为什么有人年轻时发病，有人年老后才发病？

年龄是影响下肢静脉曲张发生的重要因素，一般随着年龄的增长，它的发病率会逐渐升高。老年人下肢静脉瓣膜功能受损、小腿肌肉泵功能减弱，造成下肢血液回流困难、静脉持续高压，从而易形成下肢静脉曲张。

若为久站久坐者、重体力劳动者、肥胖患者、怀孕女性等人群，年轻时也可能会发病。

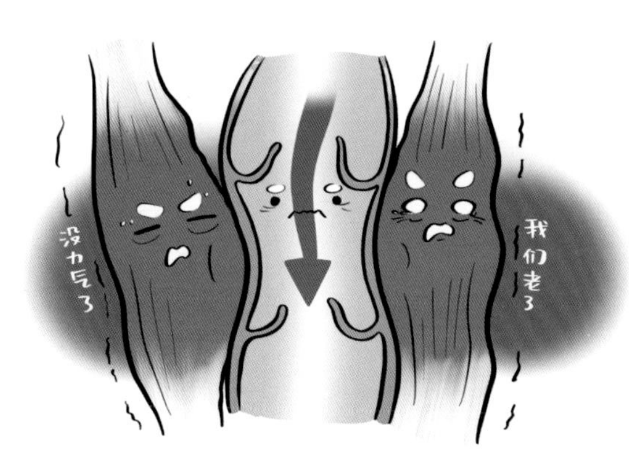

15. 很多人都是左下肢出现青筋凸起，这是为什么？

这与血管的解剖条件有关，右髂总动脉跨越左髂总静脉前方，左髂总静脉被夹在右髂总动脉和骶骨峡之间，容易受压，使左髂总静脉回流受阻，因此左下肢更容易形成青筋凸起。

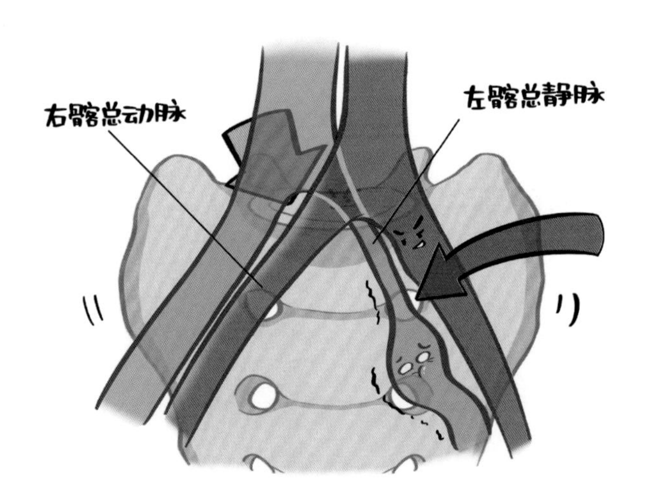

16. 髂静脉压迫综合征和下肢静脉曲张有什么关系?

髂静脉压迫综合征是由于髂静脉受到压迫或管腔内存在异常粘连，导致下肢和盆腔静脉回流出现障碍的一种疾病，可造成下肢静脉回流障碍和静脉高压，引起下肢静脉功能不全、浅静脉曲张和下肢静脉曲张。

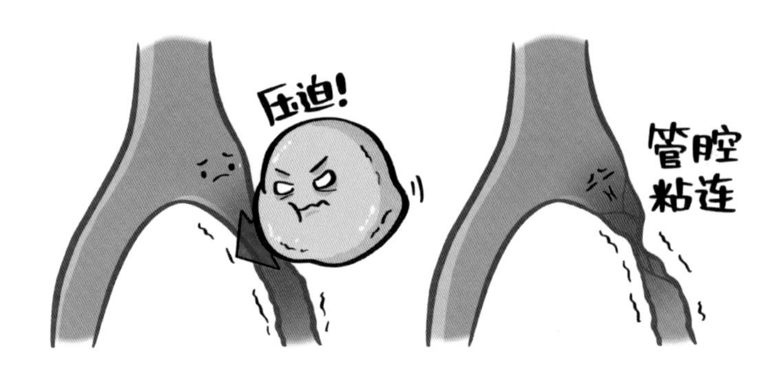

17. 下肢静脉曲张和下肢深静脉血栓形成是一回事吗?

下肢静脉曲张和下肢深静脉血栓形成是不同疾病。下肢静脉曲张指下肢浅静脉出现迂曲、扩张，凸出皮肤表面；下肢深静脉血栓形成是指下肢深静脉内形成血栓，影响下肢静脉回流。但下肢深静脉血栓后综合征可导致下肢静脉曲张。

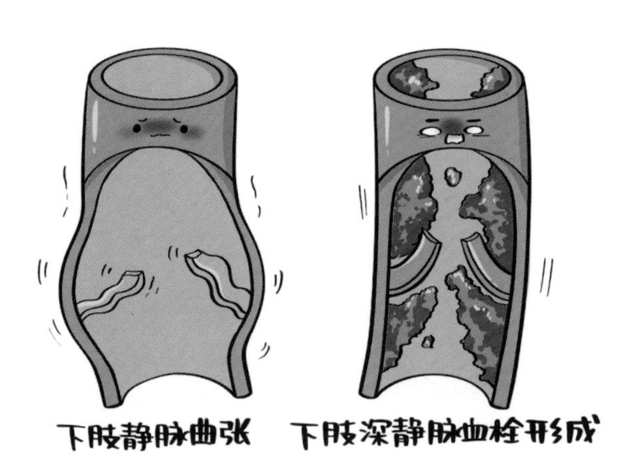

18. 出现下肢静脉曲张有没有生命危险？

下肢静脉曲张本身不会导致生命危险，但如果不及时治疗，可能会引起一些并发症。常见的并发症包括血栓性静脉炎、皮肤脂质硬化、皮肤溃疡等，影响患者的生活质量，严重者会发生出血导致一定的危险。下肢静脉曲张是下肢深静脉血栓形成的潜在危险因素，当血栓性浅静脉炎蔓延至深静脉时，肺栓塞的风险则会大大提高，存在生命危险。

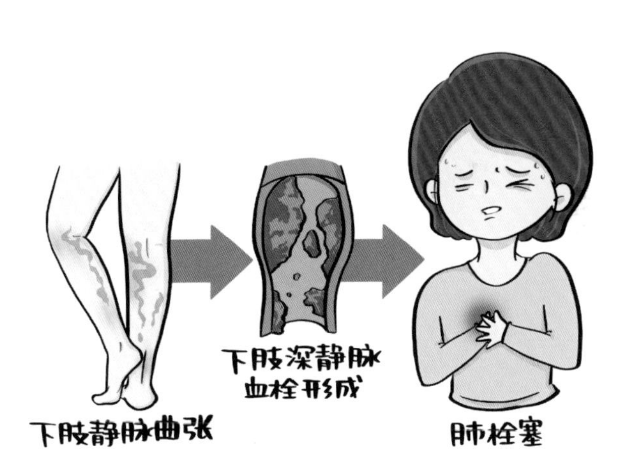

19. 下肢静脉曲张会导致生殖静脉曲张吗?

生殖静脉曲张和下肢静脉曲张都是由于静脉压力过高导致的，是静脉曲张的不同表现形式，其主要区别为静脉发生曲张的部位不同，前者是指精索静脉曲张或卵巢静脉曲张（精索静脉或卵巢静脉丛异常扩张、迂曲），而后者则是发生于下肢的静脉曲张。

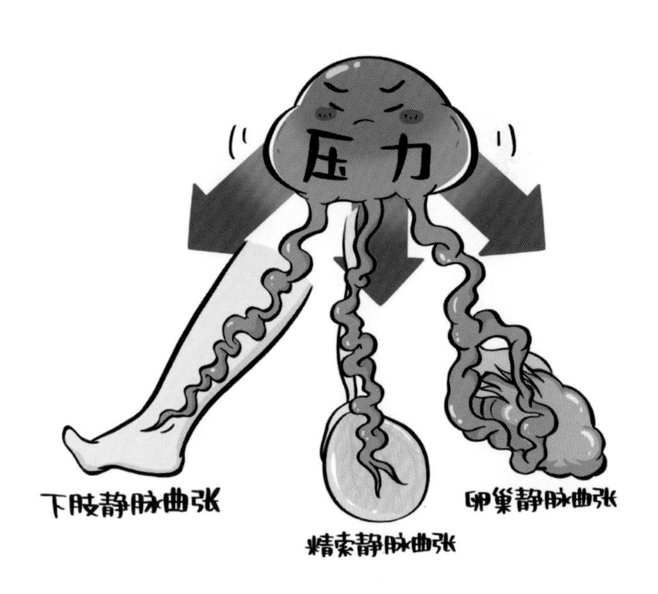

20. 下肢静脉曲张会影响生育能力吗?

下肢静脉曲张一般不会影响生育能力，但生殖静脉曲张会影响生育能力。精索静脉曲张会导致睾丸内的温度升高，影响精子的形态、数量、质量和活力；卵巢静脉曲张也会导致卵巢内血流淤滞，影响卵巢的正常功能，导致排卵障碍。

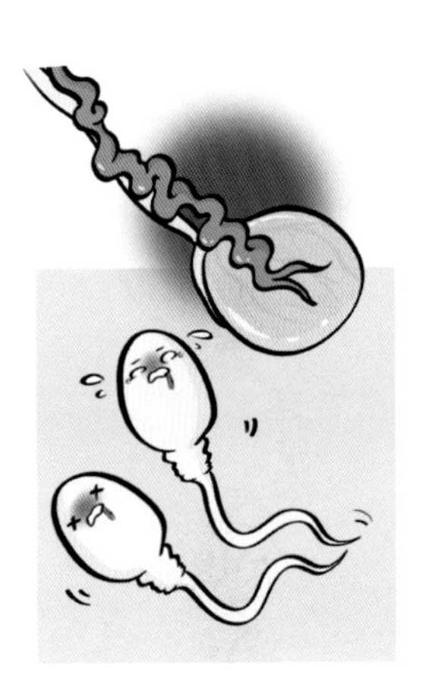

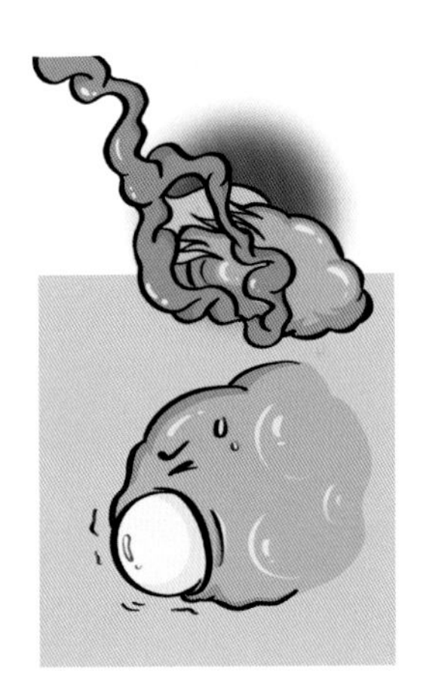

21. 下肢静脉曲张会导致深静脉血栓形成和肺栓塞吗?

下肢静脉曲张是下肢深静脉血栓形成和肺栓塞的潜在危险因素。当下肢静脉曲张发生血栓性浅静脉炎、血栓蔓延至深静脉时，可造成深静脉血栓形成和肺栓塞，其发生风险比正常人更高。

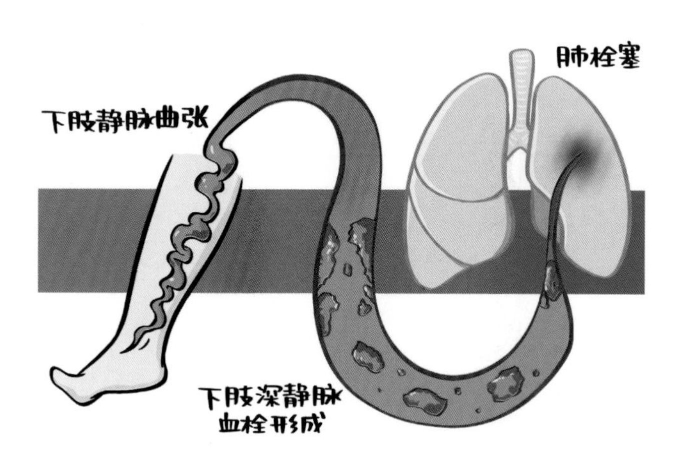

22. 下肢静脉曲张是否会导致心脑血管疾病?

下肢静脉曲张属于静脉性疾病，心脑血管疾病多为动脉性疾病，二者发病机制和原理不同，因此下肢静脉曲张一般不会引起心脑血管疾病。

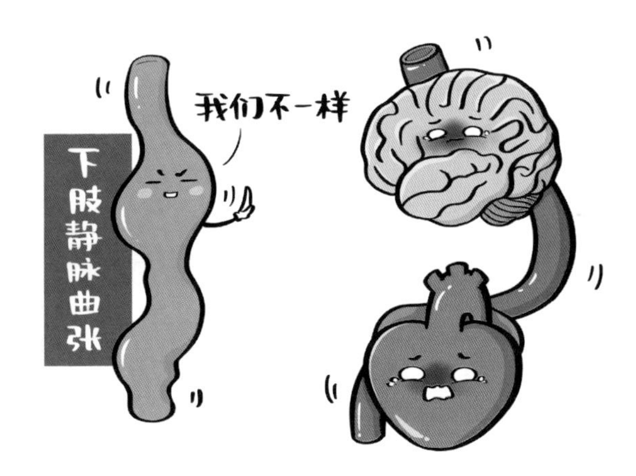

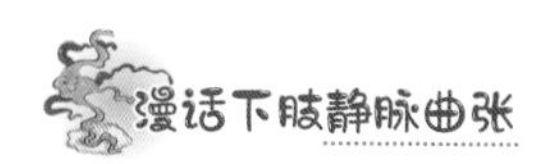

23. 父母有下肢静脉曲张，是否会遗传给下一代？

下肢静脉曲张的发病机制比较复杂，遗传因素是其原因之一。直系家属存在下肢静脉曲张时，下一代患病的风险可能会增加，其他因素如年龄、性别、生活习惯等也会影响患病风险。

咱们孩子得
下肢静脉曲张
的风险会增加
其他因素
也会影响

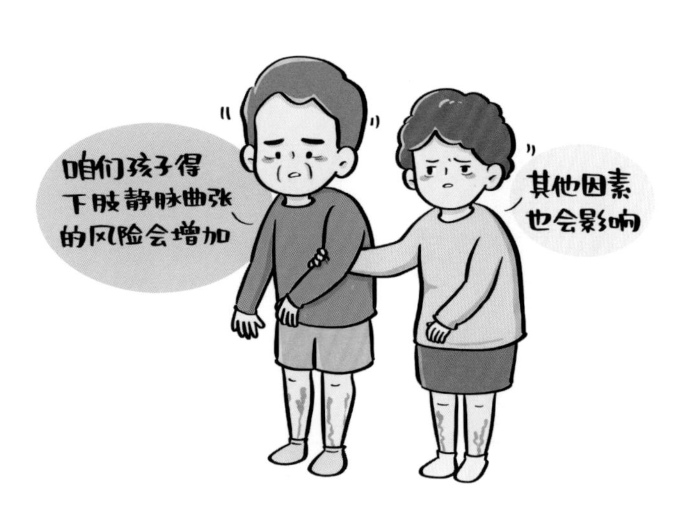

24. 日常生活中如何发现自己有下肢静脉曲张？

下肢静脉曲张的主要表现是下肢静脉凸起、水肿、沉重感等，有上述症状者，建议去医院就诊，行体格检查及彩色多普勒超声检查，以便及时诊断和治疗。

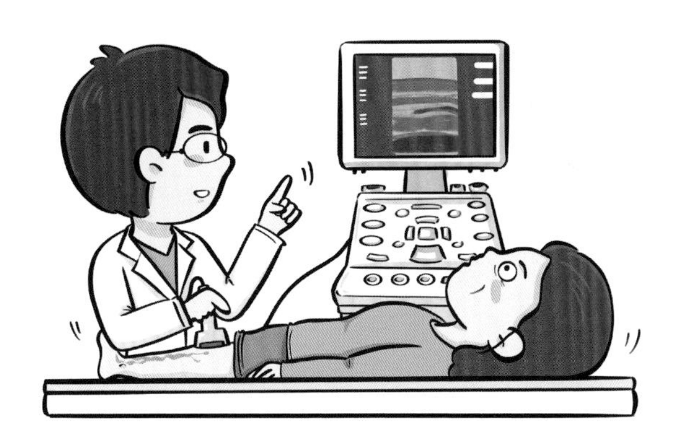

25. 发现自己有下肢静脉曲张，该怎么办？

下肢有青筋凸起要引起重视，避免久站久坐、重体力活动，倡导低盐饮食，适当控制体重，减少下肢静脉压力。同时还可以进行腿部锻炼，做踝泵运动，穿梯度压力袜（以下在本书内简称弹力袜），以减缓静脉曲张的进展。如果有任何不适，建议前往医院就诊。

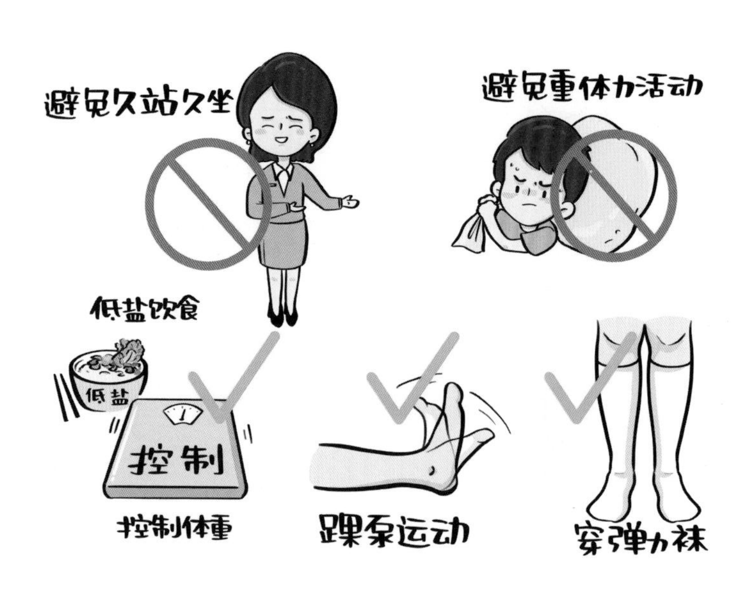

26. 出现下肢静脉曲张但没有啥症状，可否不治疗？

腿部有蚯蚓状青筋凸起，要考虑到下肢静脉曲张的可能，虽然无症状，但建议及时就医，进行专业且合适的治疗，避免静脉曲张进一步加重。

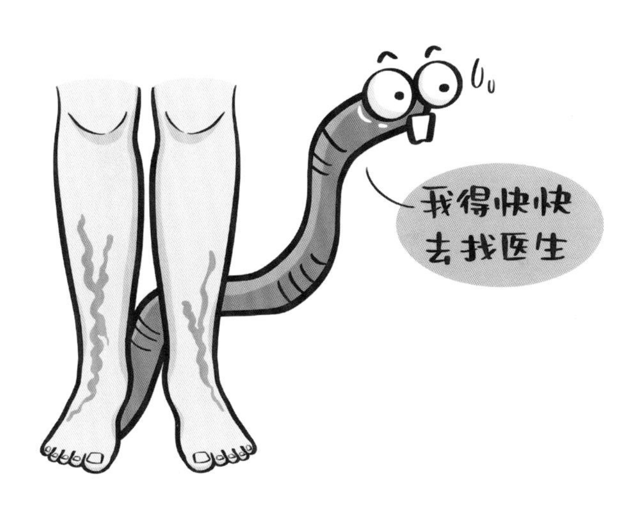

27. 出现下肢静脉曲张，只吃药可以彻底治好吗？

下肢静脉曲张的保守治疗包括口服静脉活性药物和穿弹力袜，两者搭配能有效缓解静脉曲张导致的症状，延缓静脉曲张的进展，但无法让已经曲张的静脉恢复正常。

手术治疗能彻底去除曲张的静脉，但存在着一定的复发率，因此术后仍需避免久站久坐、减少重体力活动、控制体重等。

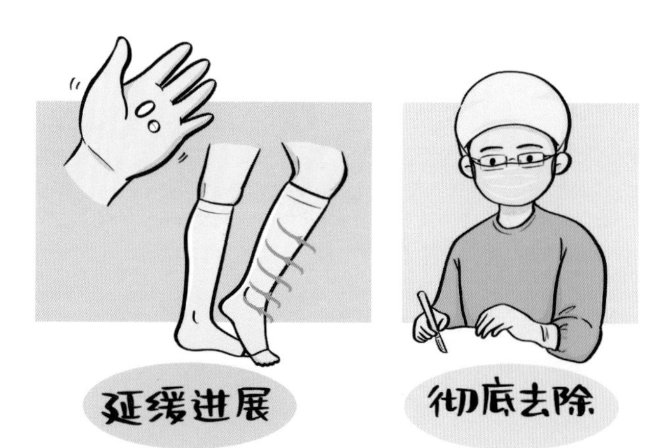

28. 出现下肢静脉曲张，是不是越早做手术越好？

下肢静脉曲张手术是目前最有效的治疗方法之一，但有严格的手术指征和条件，并不是所有的下肢静脉曲张都需要做手术。是否手术应根据患者的临床表现、检查结果和全身条件综合评估，并不是越早做越好。

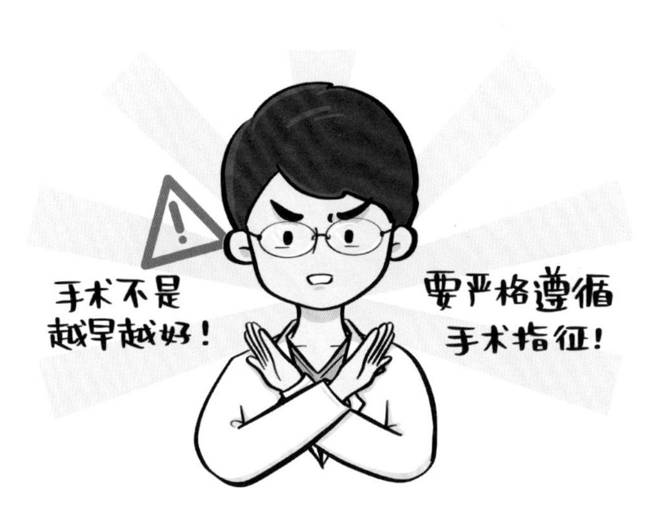

29. 出现下肢静脉曲张，可否泡脚？

下肢静脉曲张患者不可以长时间热水泡脚。下肢静脉曲张主要与下肢静脉回流障碍导致的静脉高压有关，长时间用热水泡脚可导致局部温度升高、动脉供血增多、静脉明显扩张，引起更严重的血流淤滞，从而加重下肢静脉曲张。

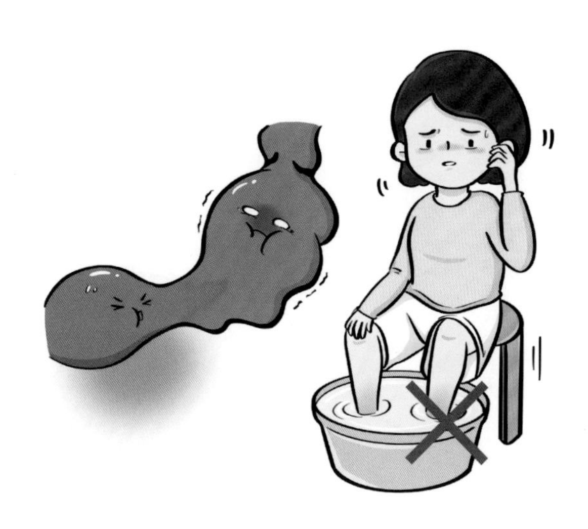

30. 出现下肢静脉曲张，能否继续进行体育锻炼？

下肢静脉曲张患者可采取合适的运动方式，如慢走或游泳，有利于静脉血液回流，对病情的恢复有辅助效果，但不推荐做剧烈运动，如长跑、跳绳、篮球、举重等。此外，推荐运动时穿弹力袜，可促进静脉回流。

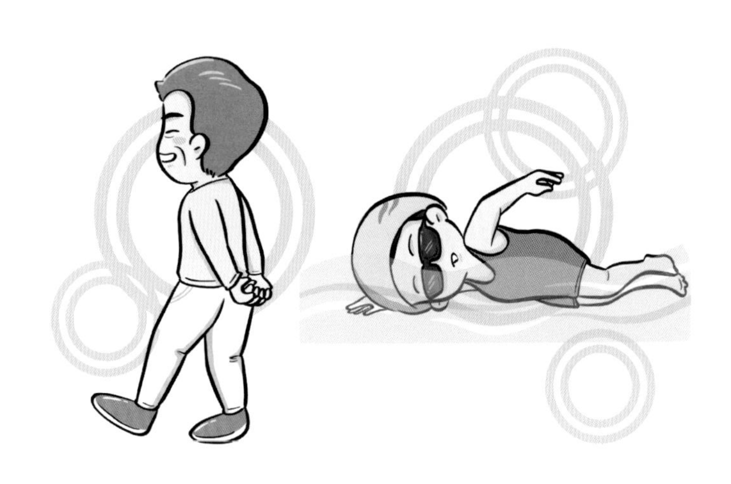

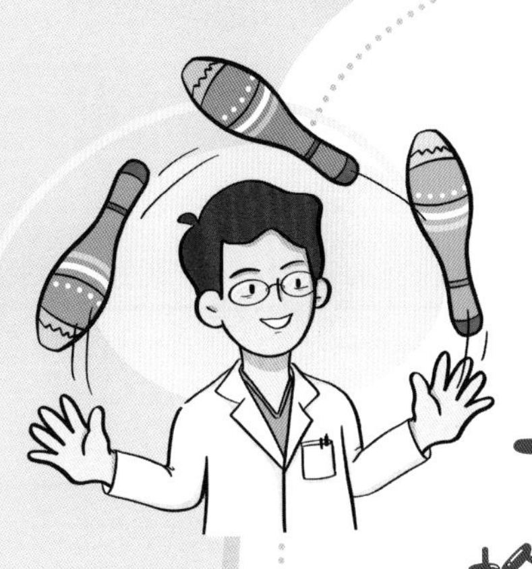

第二章

下肢静脉曲张的检查、诊断和治疗

31. 哪些检查可以诊断下肢静脉曲张?

下肢静脉曲张常见检查包括下肢静脉多普勒超声、下肢静脉造影、CT 静脉成像（CT venogram，CTV）和磁共振静脉成像（magnetic resonance venogram，MRV）。

下肢静脉多普勒超声无创、经济，可以帮助医生判断反流部位、静脉瓣膜功能情况，是临床首选的检查方式。

下肢静脉造影是诊断下肢静脉曲张最可靠的方法，CTV 和 MRV 多用于诊断髂腔静脉病变，能更好地反映下肢静脉解剖、交通静脉位置，但上述方法设备、技术要求更高，需要静脉注射造影剂。

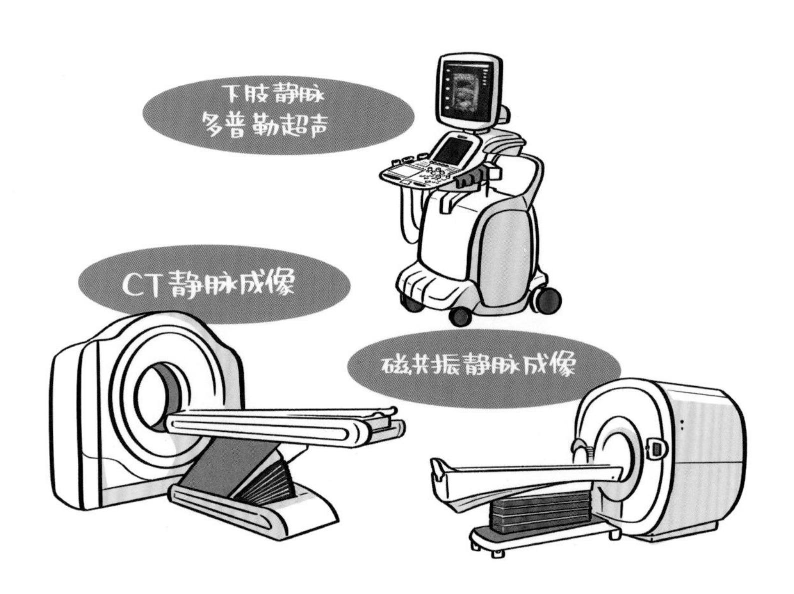

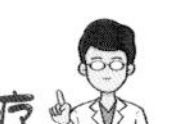

32. 下肢静脉曲张的严重程度如何分级?

临床一般采用美国静脉学会制订的“临床—病因学—解剖学—病理生理学 (Clinical-Etiology-Anatomy Pathophysiology, CEAP) 分级”中的 C 分级评估静脉曲张严重程度，从 C0 到 C6，随着数字的增长，临床症状逐步加重，具体如下：

C0：无可见或可触及的静脉疾病体征。

C1：毛细血管扩张 / 网状静脉丛。

C2：曲张静脉。

C2r：复发曲张静脉。

C3：下肢水肿。

C4：静脉疾病所致皮肤或皮下组织改变。

C4a：色素沉着或湿疹。

C4b：皮下脂肪硬化症或白色萎缩症。

C4c：环状静脉扩张（踝部和足背内侧或外侧的环状皮肤内小静脉扩张）。

C5：已愈皮肤溃疡。

C6：活动性皮肤溃疡。

C6r：复发皮肤溃疡。

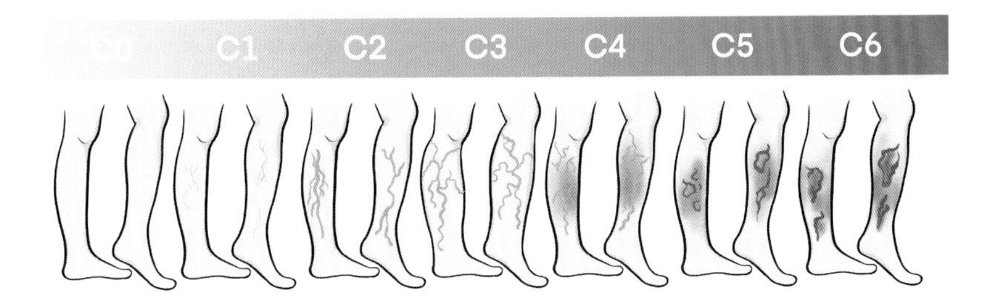

33. 下肢静脉曲张有哪些治疗方法？

下肢静脉曲张的治疗方法包括物理治疗、药物治疗和手术治疗。

（1）使用弹力袜、弹力绷带等进行加压治疗是主要的物理治疗方法。

（2）常用的治疗药物包括七叶皂苷类、黄酮类和香豆素类静脉活性药物。

（3）手术治疗方法包括开放手术治疗和腔内手术治疗两种方式，目前临床治疗时多根据患者静脉曲张的具体情况，采用多种方式联合使用的手术方案。

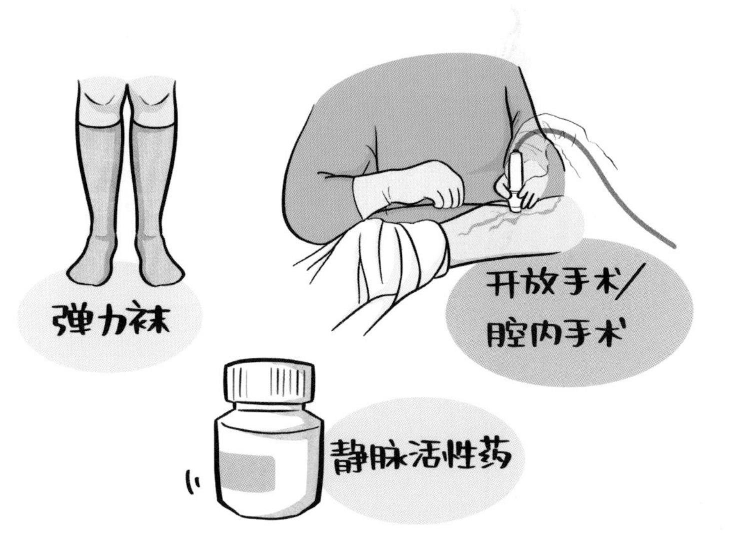

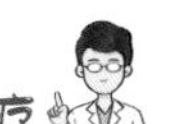

34. 药物可以让下肢静脉曲张消失吗？

药物无法治愈下肢静脉曲张。静脉曲张常用的药物为静脉活性药物，可以增加静脉张力、降低血管通透性、促进淋巴和静脉回流、提高肌泵功能，但并不能直接治愈疾病。同时合并动脉狭窄等问题的患者，可使用前列地尔注射液等药物改善微循环，但同样无法治愈该病。

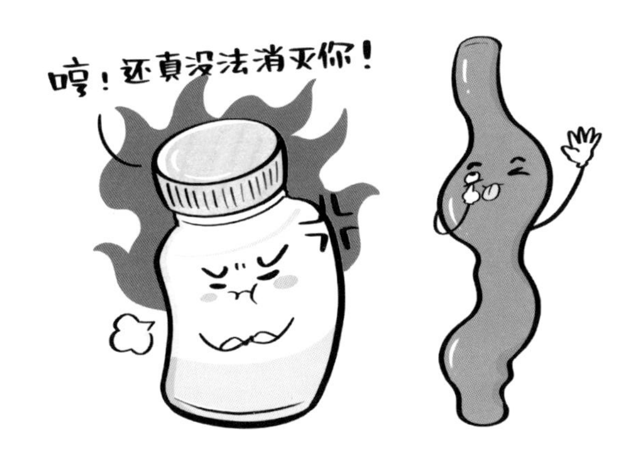

35. 得了下肢静脉曲张穿弹力袜有用吗?

穿弹力袜是下肢静脉曲张常用的物理治疗方法，建议遵医嘱使用。正确使用弹力袜可以降低下肢远端由于静脉反流造成的静脉高压，促进静脉回流，改善下肢肿胀、疼痛等症状。

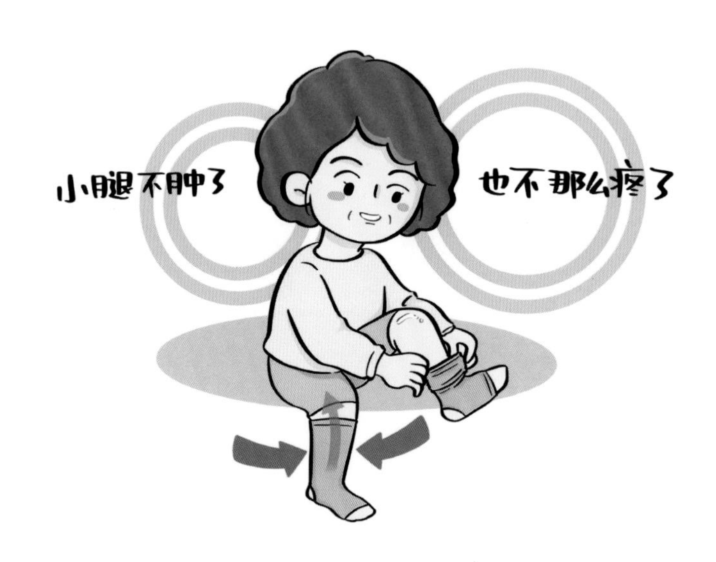

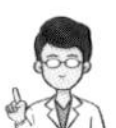

36. 怎么选择最适合自己的弹力袜？

依据弹力袜在足踝处施加的压力，可将其分为 4 级，下肢静脉曲张患者一般选用压力为 II 级（足踝压力 20~30 mmHg）的弹力袜，使用前由专业人员测量腿围。弹力袜有不同的长度，患者可以根据自己的喜好选择不同长度的弹力袜，也可由血管外科医生诊疗后推荐。

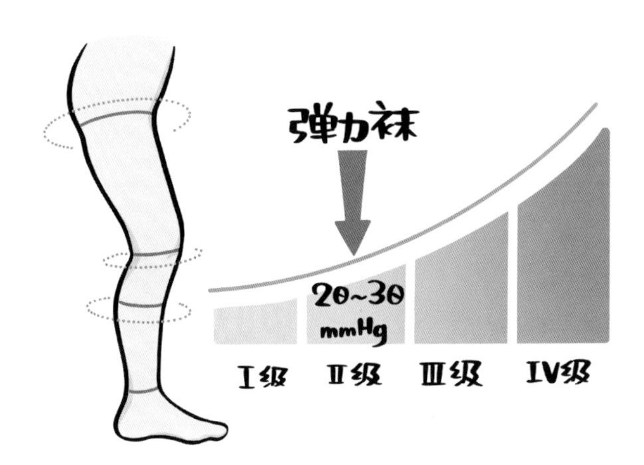

37. 患者每天要穿弹力袜多长时间？

（1）建议患者夜间睡觉时脱下弹力袜，其余时间持续穿戴；初次使用弹力袜可能会有不适感或疼痛感，难以忍受时可先脱下休息，逐渐延长使用时间。

（2）建议患者晨起后抬高下肢 30° 并保持 5 分钟后穿戴弹力袜，穿戴困难者可使用辅助穿袜器；患者需勤剪指甲，避免刮伤弹力袜。

（3）使用弹力袜期间需保持袜身平整，每天观察皮肤情况，如有水泡、皮肤发红、瘙痒等过敏反应要停止使用。

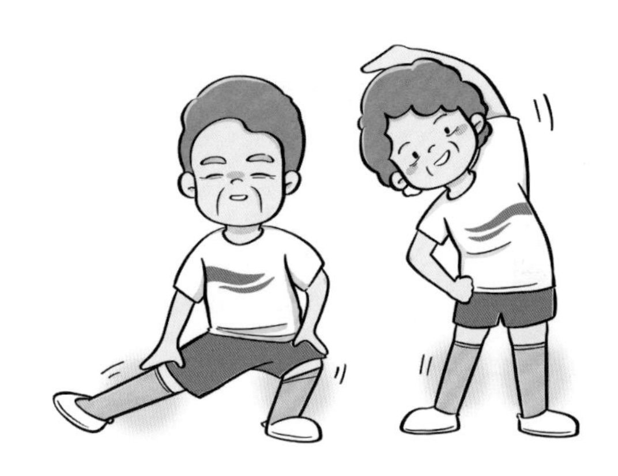

38. 哪些情况不能使用弹力袜？

如果有以下情况，不建议使用弹力袜，或者咨询医生后遵医嘱使用弹力袜：患有严重下肢动脉疾病（如下肢动脉缺血性疾病、下肢坏疽）；严重周围神经病变或其他感觉障碍；肺水肿（如充血性心力衰竭）；下肢皮肤 / 软组织疾病（如近期植皮或存在皮炎）；下肢畸形导致无法穿着；下肢存在大的开放或引流伤口；严重下肢蜂窝织炎；下肢血栓性静脉炎；已知对 GCS 材质过敏等。

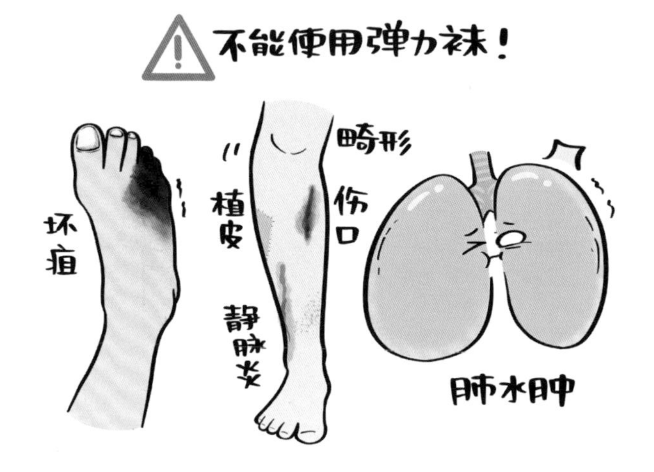

39. 怎么延长弹力袜使用寿命呢？

每 2~3 天，或者弹力袜表面有明显污渍时，或者弹力袜出现异味而需清洗时，要用中性洗涤剂和温水清洗，手洗时不要用力揉搓。

清洗完毕，用手挤去或用干毛巾蘸吸多余水分，不要拧绞，在室温晾干或中、低温度烘干，切勿放置在阳光下暴晒或用吹风机等进行局部加热。

晾干后不要熨烫。

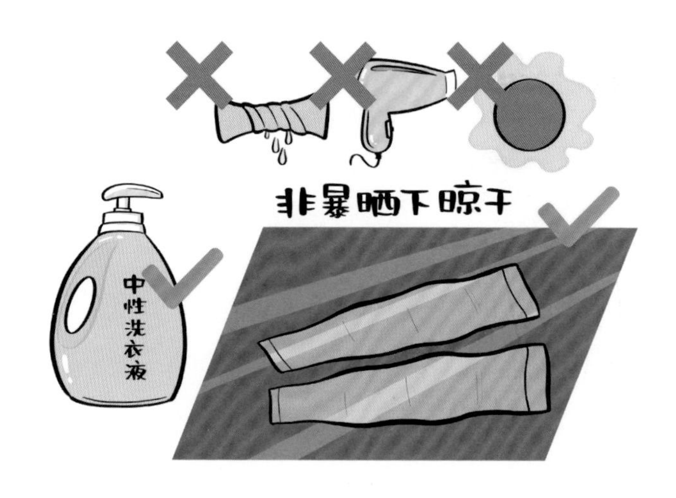

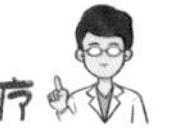

40. 得了下肢静脉曲张能不能不做手术？

C0 ~ C1 级的下肢静脉曲张可以不做手术，通常采用物理治疗和药物治疗。

合并下肢深静脉血栓形成；全身情况不耐受手术、预期寿命≤1 年；存在未纠正的凝血功能障碍或活动性出血（颅脑出血、消化道出血等）；妊娠期、哺乳期；严重肝肾功能不全等重要脏器功能障碍等患者一般不建议进行手术治疗。

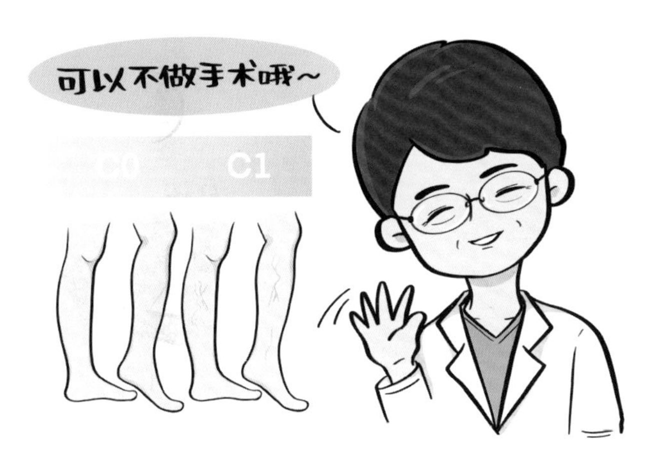

41. 下肢静脉曲张一般哪些情况需要做手术？

C2 级以上的有症状的下肢静脉曲张建议手术治疗。目前多采用多种手术方式联合治疗。

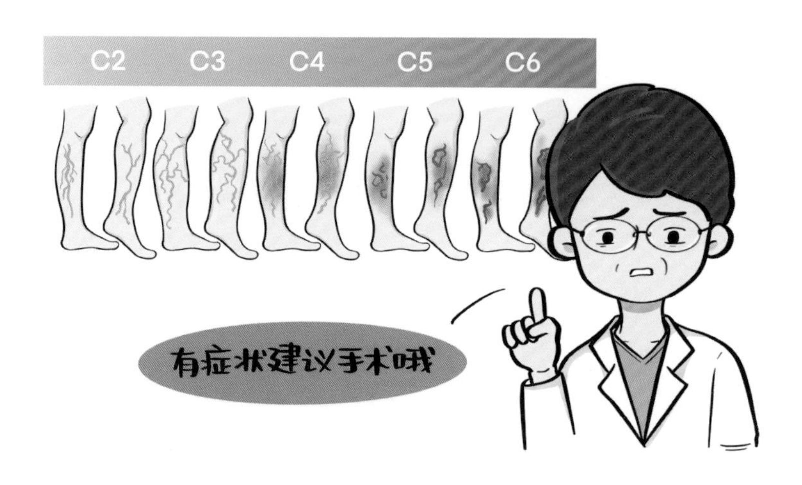

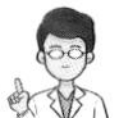

42. 下肢静脉曲张有哪些手术方式？

手术的共同目的是处理反流的下肢浅静脉主干、属支及穿支静脉。处理上述曲张静脉主要有以下手术方式。

（1）大 / 小隐静脉高位结扎 + 剥脱术，即所谓传统手术。

（2）腔内消融治疗：腔内热消融治疗包括腔内激光消融术、腔内射频消融术、腔内微波消融术；腔内化学消融治疗以硬化剂治疗为主，即硬化剂治疗术。

（3）浅静脉点式剥脱术。

（4）其他手术方式。

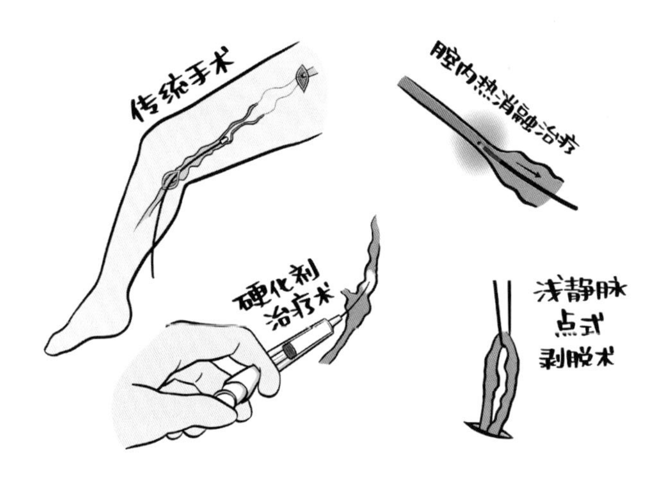

43. 下肢静脉曲张的微创手术有哪些？

下肢静脉曲张的微创手术的主要方式有：

（1）腔内热消融术。

1）腔内激光消融术。

2）腔内射频消融术。

3）腔内微波消融术。

（2）硬化剂治疗术。

（3）浅静脉点式剥脱术。

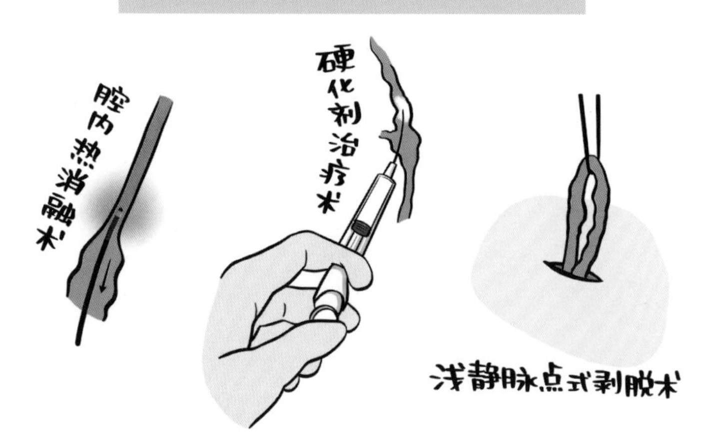

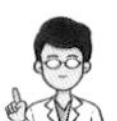

44. 哪种下肢静脉曲张手术方式治疗效果最好?

下肢静脉曲张手术的选择应根据患者的情况综合考虑，需要考虑的因素包括静脉曲张的程度、患者的年龄、基础疾病、手术的有效性和安全性、患者的意愿等。以下是常用的下肢静脉曲张手术方式及其优缺点。

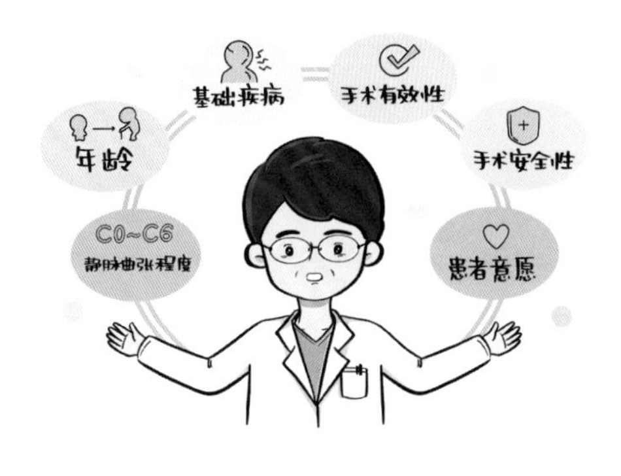

（1）大/小隐静脉高位结扎+剥脱术：手术效果彻底，但手术创伤较大，术后恢复时间长，并发症风险相对较高，不适合老年患者和体弱多病的患者。

（2）腔内热消融术：手术创伤较小，恢复时间短，安全性较高。

（3）硬化剂治疗术：手术创伤极小，恢复时间快，但疗效不如其他手术方式。

（4）联合治疗技术：包括高位结扎、点式剥脱、腔内热消融、硬化剂治疗等多种方式联合治疗，手术创伤较小，恢复时间较快，适应证比较广泛。

45. 下肢静脉曲张手术前需做哪些检查？

手术前需做三大常规、肝肾功能、电解质、凝血功能、传染病筛查、心电图、胸片、下肢静脉超声或下肢静脉造影或下肢 CT 静脉成像、心脏彩超等检查。

评估已有基础疾病并进行控制，如高血压患者血压应控制在 160/100 mmHg 以下；糖尿病患者空腹血糖应控制在 8 mmol/L 以内，非空腹血糖控制在 10 mmol/L 以内，是可以安排手术的。

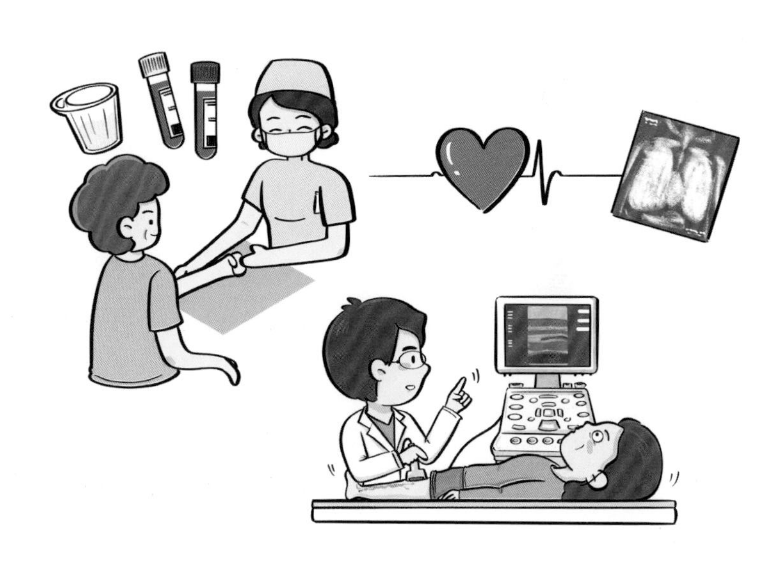

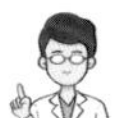

46. 手术麻醉方式有哪些？如何选择？

下肢静脉曲张手术常用的麻醉方式包括全身麻醉、腰麻、腰硬联合麻醉及局部麻醉。手术方式、年龄和患者凝血功能等都会影响麻醉方式的选择。大/小隐静脉高位结扎+剥脱术需选择全身麻醉或腰麻、腰硬联合麻醉，腔内射频消融、激光消融等手术可采用局部麻醉。具体的麻醉方式由血管外科医生、麻醉医生和患者及其家属沟通共同决定。

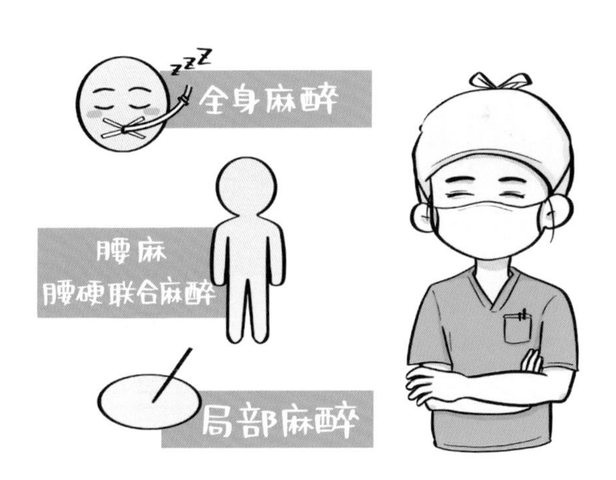

47. 做手术之前可以吃东西吗?

手术前是否可进食，与麻醉方式有关。全身麻醉、腰麻、腰硬联合麻醉一般术前 6 小时禁食禁水，局部麻醉不需要禁食。

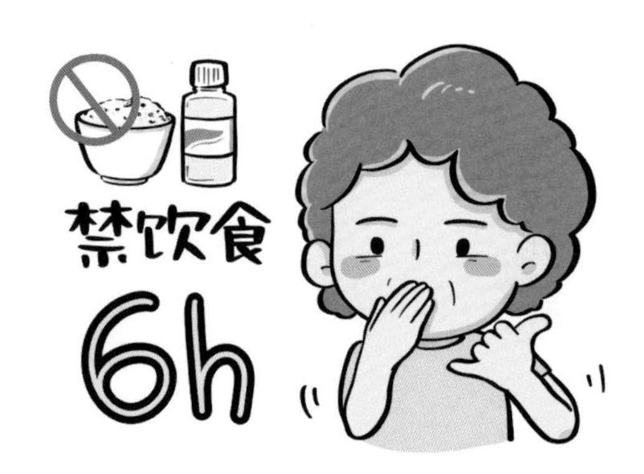

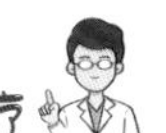

48. 听说打硬化剂就可以治疗下肢静脉曲张，可信吗？

硬化剂治疗术是一种将液体或者泡沫硬化剂注入曲张静脉，破坏静脉内皮细胞，发生无菌性炎症以形成纤维条索，从而使曲张静脉萎陷的治疗方法。

（1）适应证：浅静脉功能不全；属支静脉曲张；穿通静脉功能不全；网状静脉曲张；毛细血管扩张（蜘蛛网状静脉曲张）；残留或者复发静脉曲张；会阴部静脉曲张；溃疡周围静脉曲张；静脉畸形。

（2）禁忌证：对硬化剂过敏；急性下肢深静脉血栓形成和/或肺动脉栓塞；拟治疗部位感染或者严重全身感染；长期制动和卧床；行硬化剂治疗术时应排除已知右向左分流的先天性心血管发育畸形（如症状性卵圆孔未闭）。

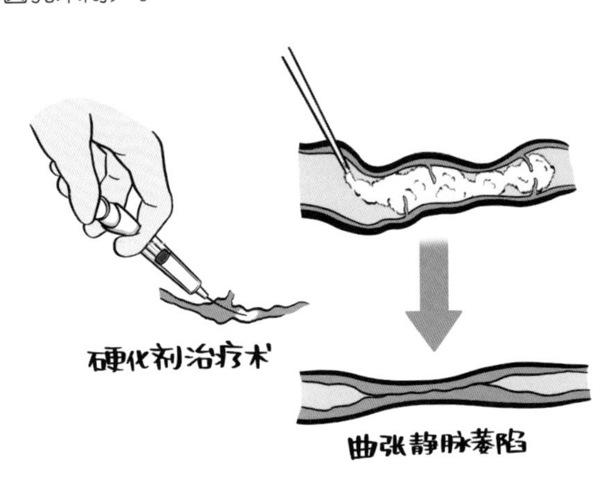

49. 硬化剂治疗术有哪些并发症?

（1）常见并发症：毛细血管扩张、色素沉着、血肿、注射部位瘀斑和疼痛血栓性静脉炎、刺痒、咳嗽等。

（2）罕见的严重并发症：过敏性休克、深静脉血栓形成、中风、肺栓塞、动脉栓塞等。

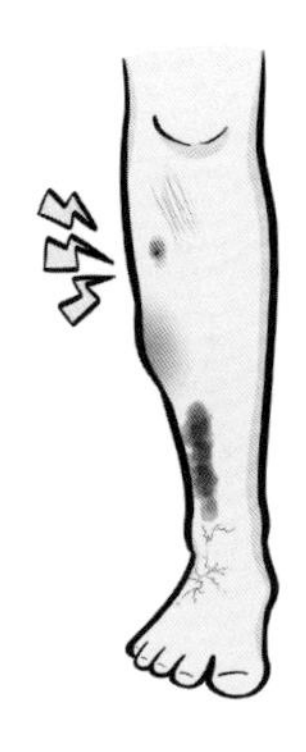

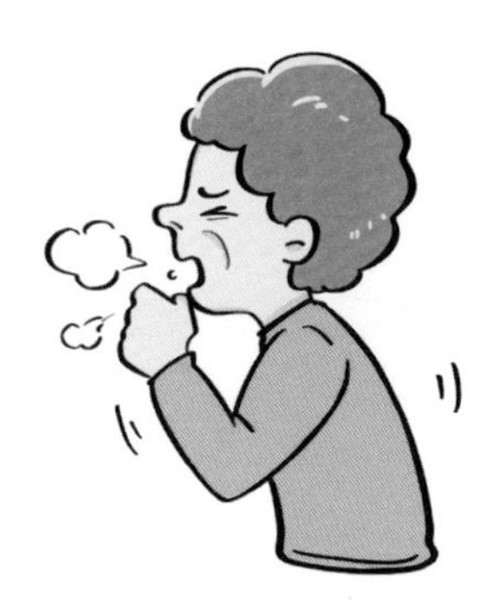

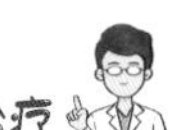

50. 大 / 小隐静脉高位结扎 + 剥脱术的适应证是什么？

（1）适应证：C2 级以上的单纯性大 / 小隐静脉曲张；有症状的曲张静脉，伴有中重度慢性下肢静脉功能不全的临床表现；排除手术禁忌证。

（2）禁忌证：合并下肢深静脉血栓形成；高龄、全身情况不耐受手术，预期寿命≤ 1 年；存在未纠正的凝血功能障碍或活动性出血（颅脑出血、消化道出血等）；妊娠期、哺乳期；严重肝肾功能不全等重要脏器功能障碍。

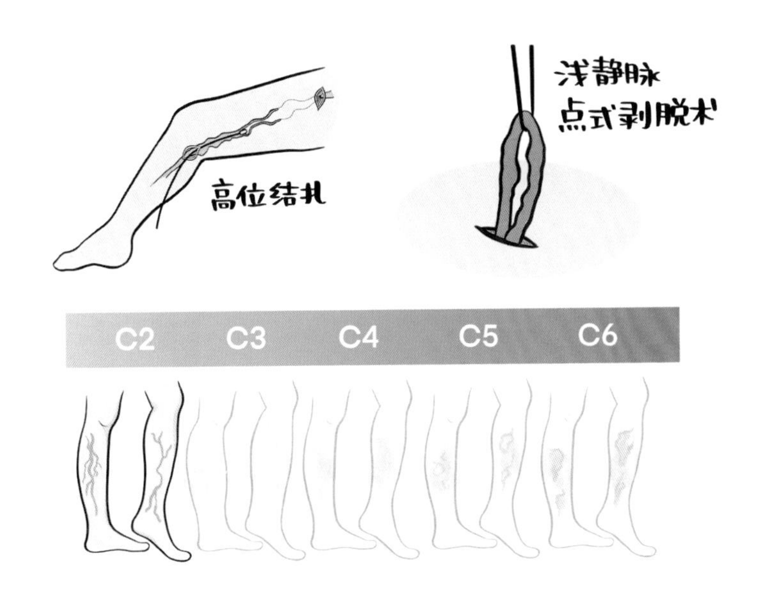

51. 大 / 小隐静脉高位结扎 + 剥脱术是如何做的?

大隐静脉高位结扎 + 剥脱术：于腹股沟韧带下方 3~4cm 处做切口，将大隐静脉根部的属支结扎并切断，切断大隐静脉主干根部，近端结扎或贯穿缝扎，其远端用静脉剥脱器抽除。

小隐静脉高位结扎 + 剥脱术：沿腘窝区域皮纹做切口，将小隐静脉根部属支结扎并切断，切断小隐静脉主干根部，近端结扎或贯穿缝扎，其远端用静脉剥脱器抽剥。

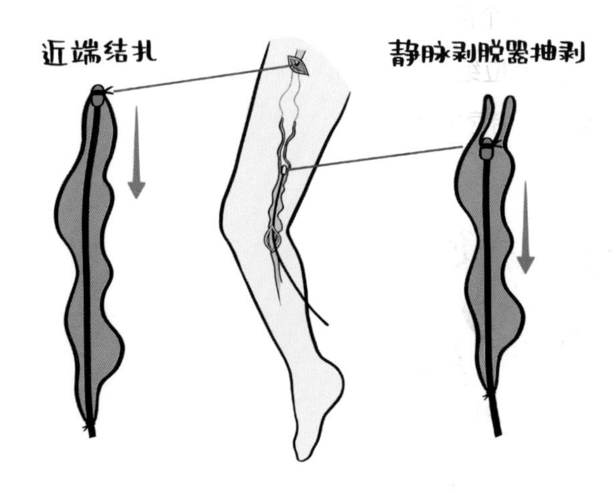

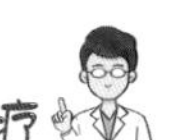

52. 大 / 小隐静脉高位结扎 + 剥脱术的疗效如何？

一个世纪以来，大 / 小隐静脉高位结扎 + 剥脱术，已被认为是治疗大 / 小隐静脉曲张的金标准，对其余曲张静脉则进行静脉点式剥脱术。目前大 / 小隐静脉曲张腔内激光 / 射频消融术，使得单纯的大 / 小隐静脉高位结扎 + 剥脱术大为减少，硬化剂治疗术也在一些病例中取代静脉点式剥脱术。

术后早期，在日常生活和工作的恢复、术后疼痛程度等方面，大 / 小隐静脉高位结扎 + 剥脱术不如大 / 小隐静脉曲张腔内激光 / 射频消融术。但 1 个月后，这两组手术的术后早期复发率是相当的，大 / 小隐静脉高位结扎 + 剥脱术为 4.7%，大 / 小隐静脉曲张腔内激光 / 射频消融术治疗为 5.3%，无显著差异。

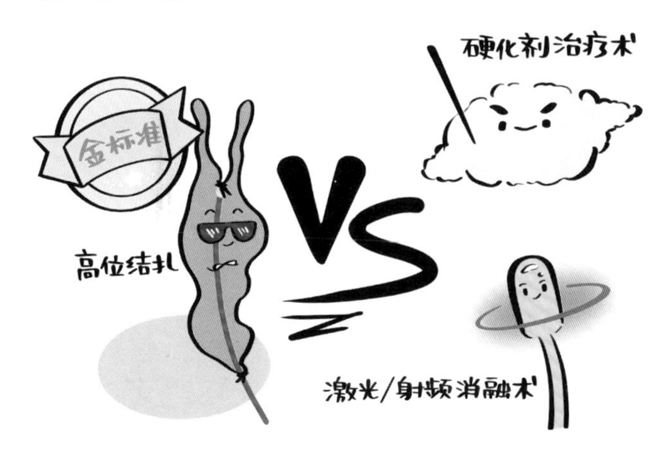

53. 大 / 小隐静脉高位结扎 + 剥脱术的主要并发症是什么?

大 / 小隐静脉高位结扎 + 剥脱术的主要并发症及处理如下。

（1）下肢深静脉血栓形成：术后鼓励患者尽早活动；高危患者可用低分子肝素或利伐沙班进行预防性抗凝。

（2）皮下淤血与血肿：局部皮下淤血及少量血肿可观察吸收，较大血肿可局部切开皮肤清除血肿。

（3）切口感染：注意手术操作手法，术中注意无菌操作，术后换药。

（4）隐神经或腓肠神经损伤：如非必要，应避免抽除大隐静脉主干膝下段及小隐静脉主干腓肠肌下段 。

（5）复发：术后复发会受到多种因素影响，例如手术方法、术后护理；患者的年龄、体重、性别、遗传因素等。因此复发率有所不同，一些研究表明，手术后 5 年的复发率为 10%~20%。如果患者严格遵循医生的建议，进行适当的护理和康复，复发率可能会降低。

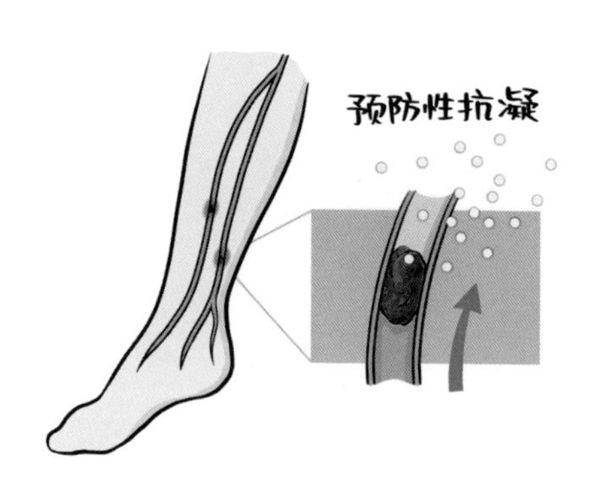

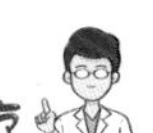

54. 下肢静脉曲张腔内热消融治疗的手术原理是什么？

（1）腔内射频消融术：将射频产生的热能作用于静脉血管壁的内膜及胶原纤维，产生热凝固效应，使之变性、挛缩，致静脉腔皱缩，最终血管纤维化永久闭塞。

（2）腔内激光消融术：通过光导纤维发射激光，光纤周围的血红蛋白吸收能量产生蒸汽气泡，导致静脉壁广泛损伤、收缩，静脉全程血栓形成，血管闭塞。

（3）腔内微波消融术：微波通过辐射呈弧状发射，对整个血管壁造成均匀的凝固灼伤，使血管壁处于碳化状态，组织完全失活。

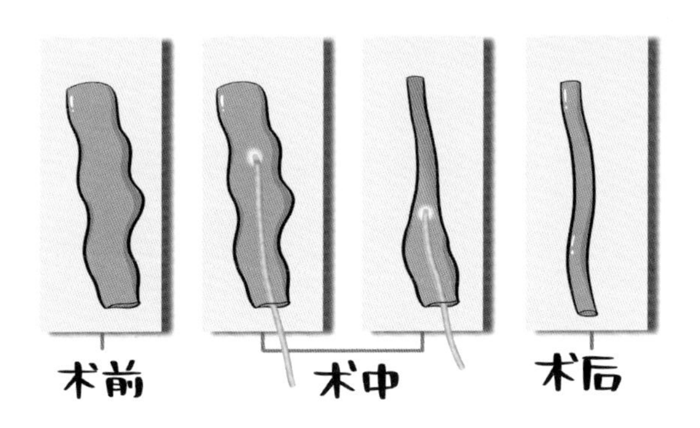

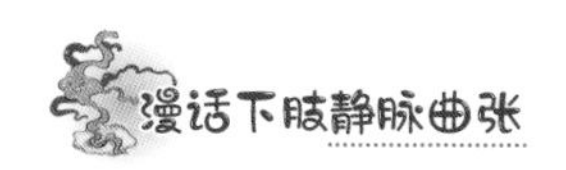

55. 下肢静脉曲张腔内激光 / 射频消融术的适应证有哪些？

（1）适应证：大 / 小隐静脉主干曲张的治疗，有症状的曲张静脉，伴有中、重度下肢静脉功能不全的临床表现；下肢浅静脉系统穿通支处理。

（2）绝对禁忌证：合并下肢深静脉血栓形成；大隐静脉主干内急性血栓形成；全身情况不耐受手术，预期寿命≤1 年；存在未纠正的凝血功能障碍或活动性出血（颅脑出血、消化道出血等）；妊娠期、哺乳期；严重肝肾功能不全等重要脏器功能障碍。

（3）相对禁忌证：静脉直径 < 2 mm 或 >15 mm；有血栓性浅静脉炎病史进而导致大隐静脉部分梗阻；严重的大隐静脉扭曲；皮下脂肪组织少，大隐静脉位于皮下；隐股瓣膜交界处瘤样扩张。

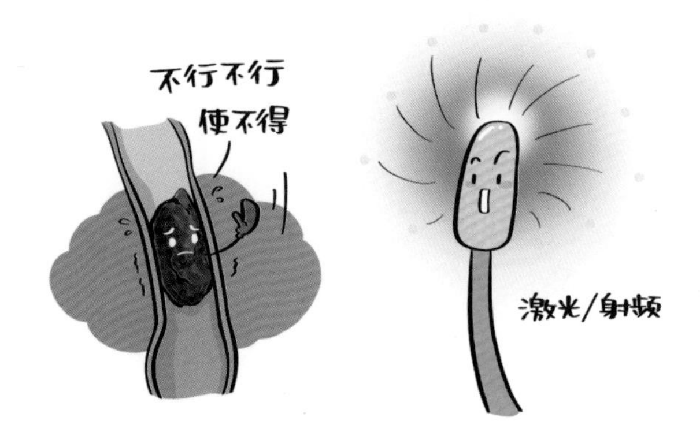

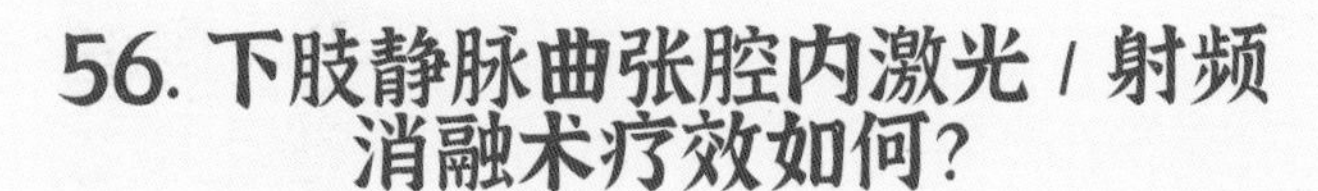

56. 下肢静脉曲张腔内激光 / 射频消融术疗效如何?

总的来说，下肢静脉曲张腔内激光 / 射频消融术治疗在术后早期表现出生活质量优势，如术后早期恢复更快、术后疼痛程度较轻等，但 1 个月后，其与大 / 小隐静脉高位结扎 + 剥脱术相比，二者的评分是相当的，从术后早期复发率数据看，大 / 小隐静脉高位结扎 + 剥脱术为 4.7%，下肢静脉曲张腔内激光 / 射频消融术治疗为 5.3%，无显著差异。

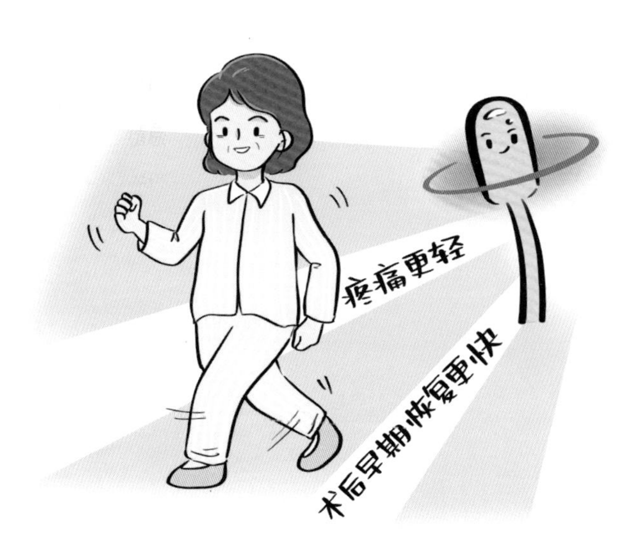

57. 下肢静脉曲张腔内激光 / 射频消融术并发症有哪些？如何处理？

（1）下肢深静脉血栓形成：术后鼓励患者尽早活动；高危患者可以采用低分子肝素或利伐沙班预防性抗凝。若术后发生下肢深静脉血栓形成，在抗凝治疗的基础上，根据患者实际病情可选择机械性血栓清除等方式处理。

（2）皮肤灼伤：按皮肤烫伤处理。

（3）导管穿破静脉壁：术中动作轻柔，若在操作过程中遇到较大阻力，不可盲目进导管，需要变换角度和方向；若有突破感，表明血管壁已被刺破，应退出导管，进行压迫。

（4）静脉炎：腔内治疗前应尽可能利用肿胀液驱除大隐静脉内的血液，在治疗结束后及时压迫。

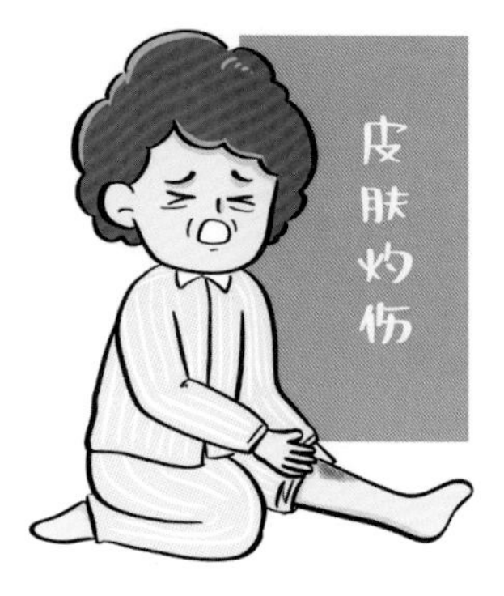

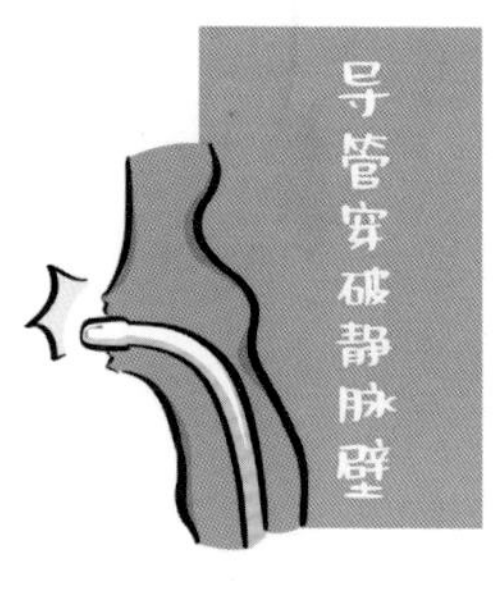

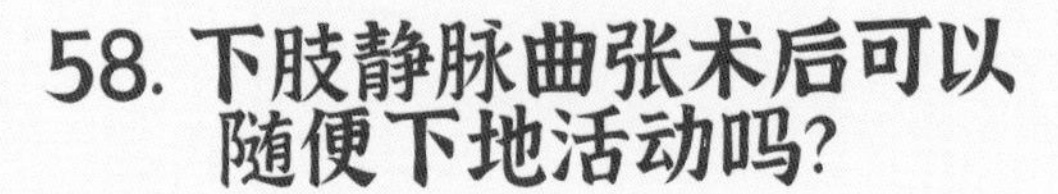

58. 下肢静脉曲张术后可以随便下地活动吗?

在局部麻醉下行手术治疗的患者，术后即可行下地活动。在全身麻醉、腰麻、腰硬联合麻醉下行手术治疗的患者，鼓励其完全清醒后下地活动，术后 1 周至 1 个月可恢复工作。

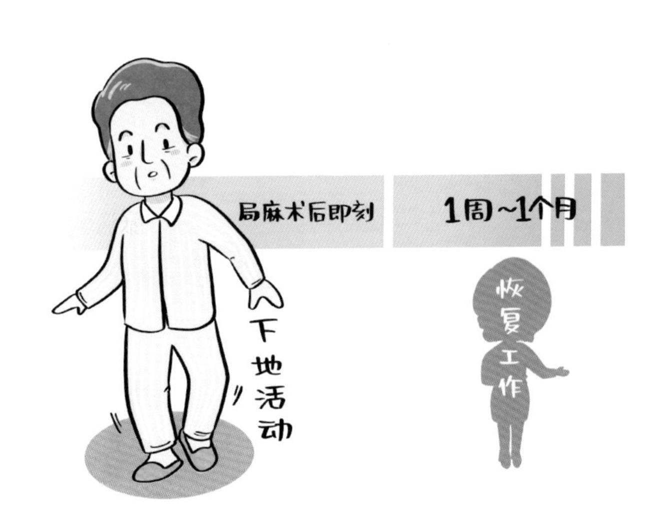

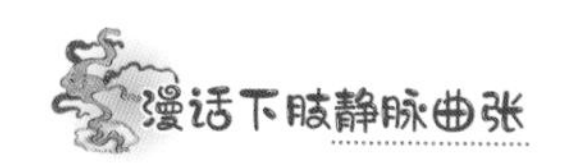

59. 下肢静脉曲张术后可以吃什么?

下肢静脉曲张手术后，建议饮食清淡、易消化，以减轻身体负担，促进恢复。建议患者多吃富含蛋白质的食物，如鱼肉、瘦肉、豆类等，有助于伤口愈合和肌肉修复；多食用新鲜蔬菜、水果、全谷类等富含纤维素的食物，以促进肠胃蠕动，防止便秘。

同时，患者要避免过于油腻、辛辣、刺激性的食物，以免影响伤口愈合和身体恢复。另外，根据医生的建议，可能还需要限制盐的摄入，以减少水肿发生的可能性。

建议患者手术后遵循医生的建议和指导，做好饮食调理。

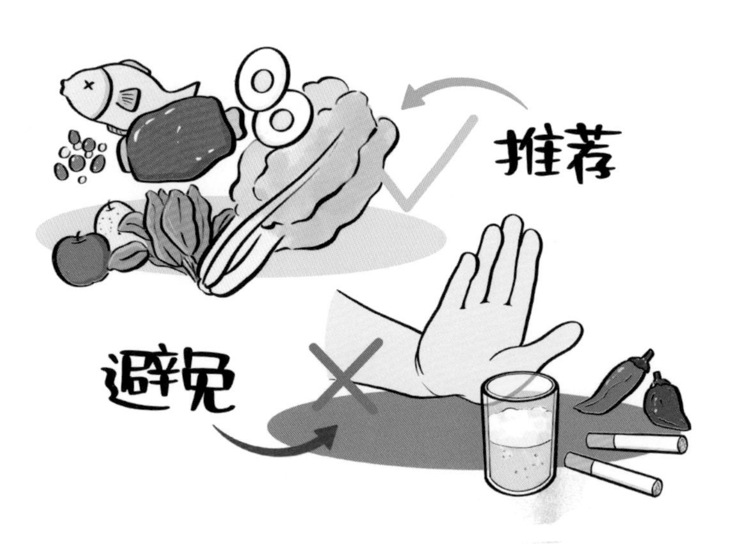

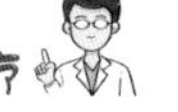

60. 诊断出下肢静脉曲张后，生活中有哪些注意事项？

（1）身着宽松衣裤，避免久站、久坐、穿高跟鞋，避免日光长时间暴晒、桑拿和泡热水澡。

（2）保护患肢、避免外伤，不挠抓皮肤，根据肤质选择润肤露，避免皮肤干燥。

（3）除睡觉时间坚持使用弹力袜，术后遵医嘱使用弹力袜。

（4）多吃蔬菜、水果，少吃肥肉和动物内脏等，保持大便通畅，控制体重。

（5）休息时抬高双腿，可将床尾垫高 10~20 cm（合并心力衰竭、周围动脉疾病患者不推荐）；适当活动，如步行、游泳、踝泵运动、跳舞等，不推荐太极站桩、举重等需要长时间站立和增加腹内压的活动方式。

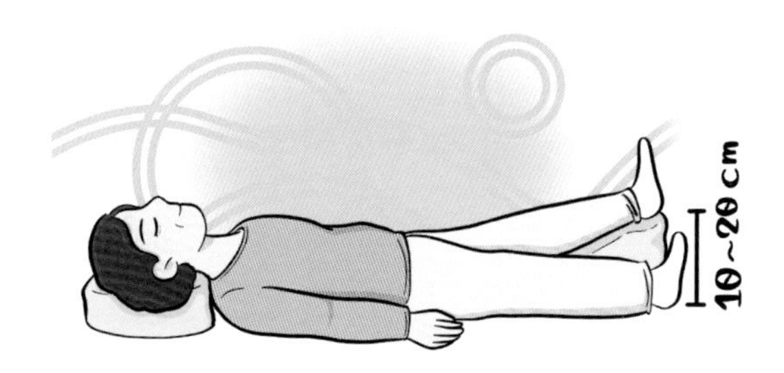

61. 得了下肢静脉曲张，为什么会出现患肢肿胀？

下肢静脉曲张患者的静脉瓣膜功能不全，静脉内血液无法顺利流回心脏，在浅静脉内淤滞，血管内压力增高，可导致血液和水分渗透到组织间液而形成水肿。

下肢肿胀通常在长时间站立时加重，在抬高腿部或行走时改善，女性患者的下肢肿胀情况可在月经期或妊娠期加重。

心力衰竭、肾衰竭、低蛋白血症以及淋巴回流受阻等情况也可导致水肿，应注意与下肢静脉曲张导致的水肿进行区分。如对下肢静脉曲张进行治疗后水肿无改善，则要考虑其他原因导致的水肿。

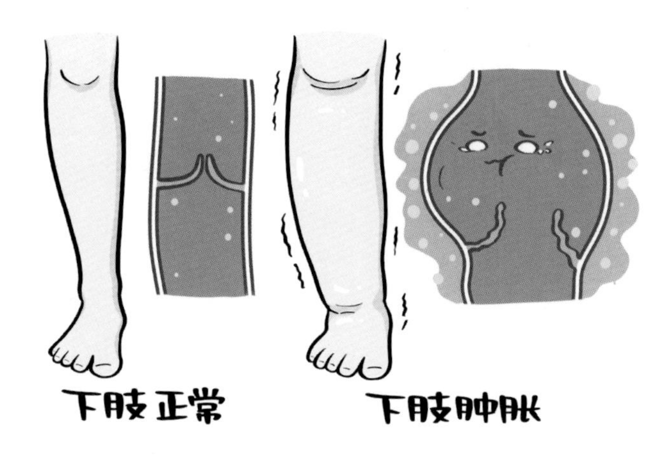

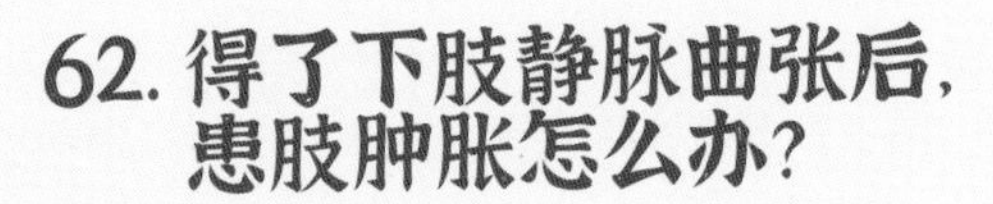

62. 得了下肢静脉曲张后，患肢肿胀怎么办？

（1）使用弹力袜或弹力绷带，尤其是行走时应坚持使用，促进静脉回流。

（2）避免双膝交叉、久坐、久站，休息时抬高下肢。

（3）保持大便通畅，如有慢性咳嗽和腹水，要及时就医、治疗。

（4）遵医嘱使用静脉活性药物，如有必要，可选择手术治疗，如术后水肿仍未改善，还需要考虑其他原因，对症处理。

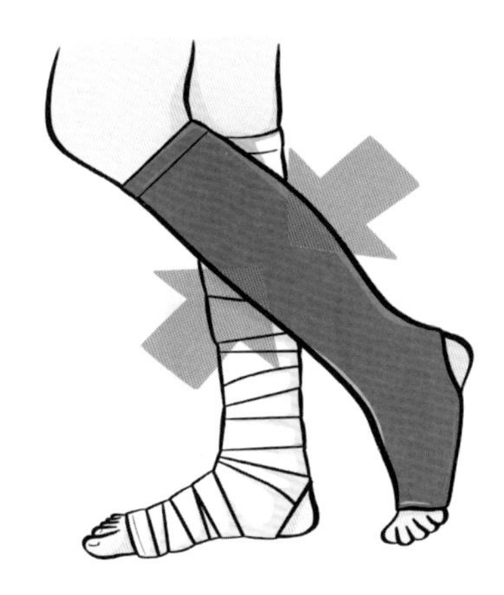

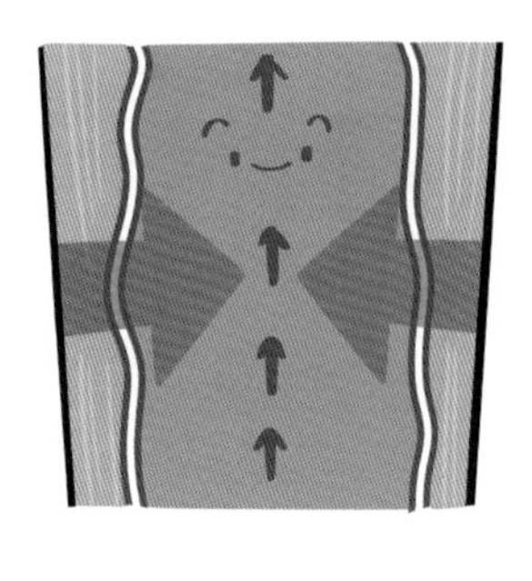

63. 得了下肢静脉曲张，为什么会出现腿部红、肿、热、痛或条索状硬结？

下肢静脉曲张患者如腿部红、肿、热、痛或者出现条索状硬结，很可能是出现了下肢静脉曲张的常见并发症——血栓性浅静脉炎。静脉曲张的患肢血流缓慢，血液容易在浅静脉内发生凝结，形成血栓，继而引发血栓性浅静脉炎。其主要表现为沿浅表静脉走行的条索样硬结，急性期还会伴有局部红、肿、热、痛等表现。

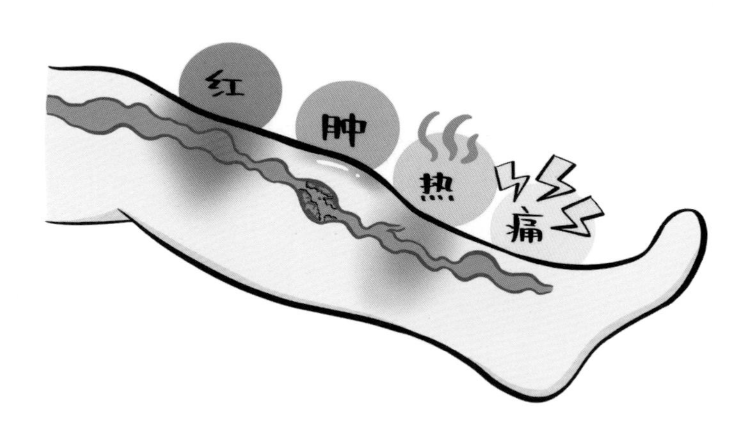

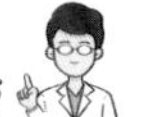

64. 发生血栓性浅静脉炎怎么办？

（1）保持局部皮肤清洁，卧床休息，抬高患肢，严禁按摩局部。

（2）及时就医，遵医嘱使用多磺酸粘多糖乳膏涂抹皮肤、使用抗凝和消炎药物。

（3）必要时接受手术治疗。

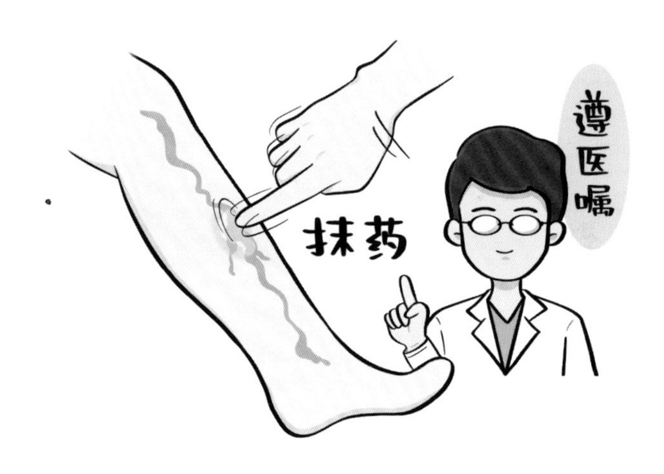

65. 得了下肢静脉曲张，为什么会发生皮肤溃疡呢？

（1）皮肤溃疡是下肢静脉曲张晚期的表现，静脉曲张后，淋巴及静脉回流受阻，局部毛细血管扩张，组织灌注变差，局部皮肤营养障碍而容易发生溃疡。

（2）静脉曲张引发的淤积性皮炎可导致难以缓解的瘙痒，患者挠抓则易引起皮肤破损，之后可能继发感染，形成溃疡。

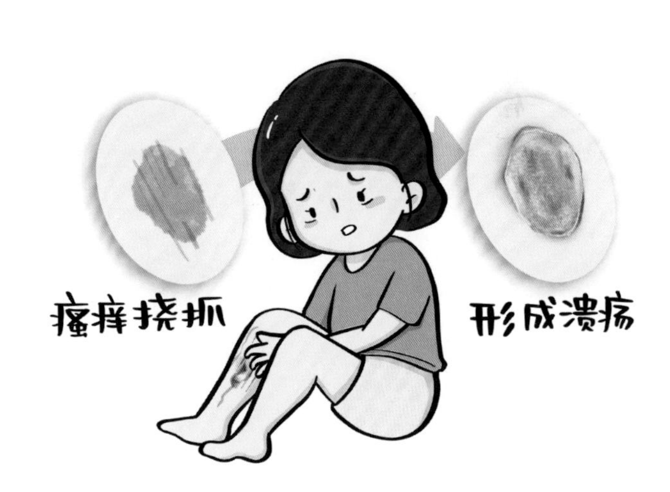

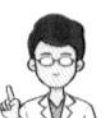

66. 得了下肢静脉曲张，怎么避免发生皮肤溃疡呢？

（1）每天检查皮肤，尽量防止皮肤外伤及抓伤。

（2）如果出现皮肤颜色加深、红斑、脱屑、渗出、糜烂和结痂，要及时到医院就诊治疗。

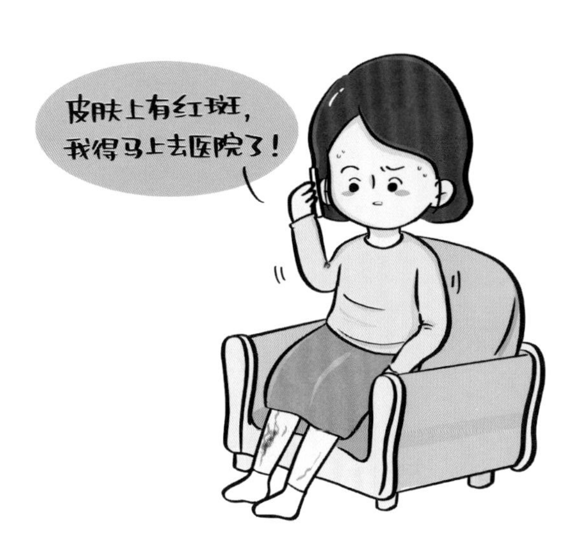

67. 得了下肢静脉曲张后，发生了皮肤溃疡怎么办？

（1）保持创面清洁，定时到医院换药，遵医嘱使用药物，避免感染。

（2）遵医嘱接受压力治疗，如穿弹力袜、使用弹力绷带等。

（3）遵医嘱使用静脉活性药物、促进溃疡愈合的药物以及消炎药物等。

（4）必要时接受手术治疗。

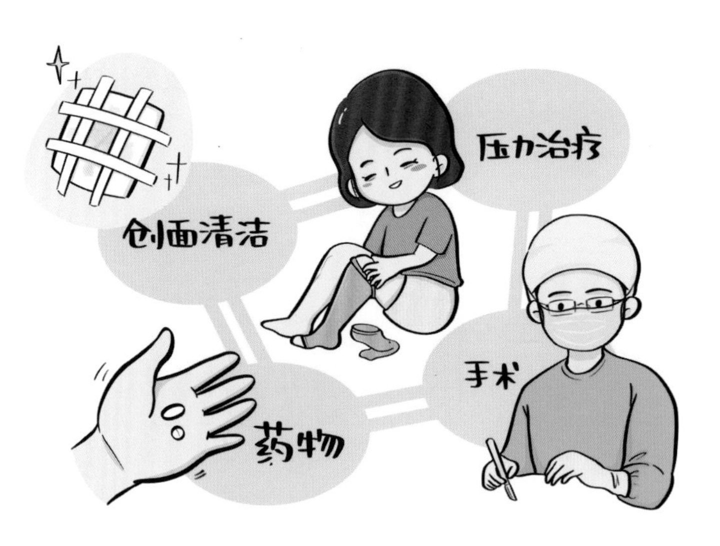

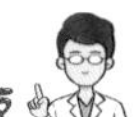

68. 得了下肢静脉曲张后，发生了深静脉血栓形成怎么办？

（1）立即到附近医院就诊。

（2）发生深静脉血栓形成后的 2 周内避免剧烈活动。

（3）避免按摩患肢。

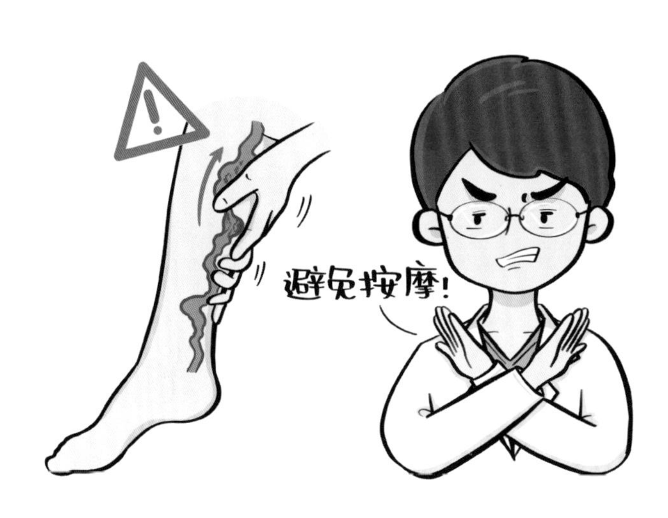

69. 得了下肢静脉曲张，患肢"青筋"会破裂出血吗？

曲张的静脉内压力高，而静脉血管薄弱，曲张静脉附近的皮肤组织因营养障碍而变薄，当局部受到损伤（包括轻微外伤）时就容易破裂出血。

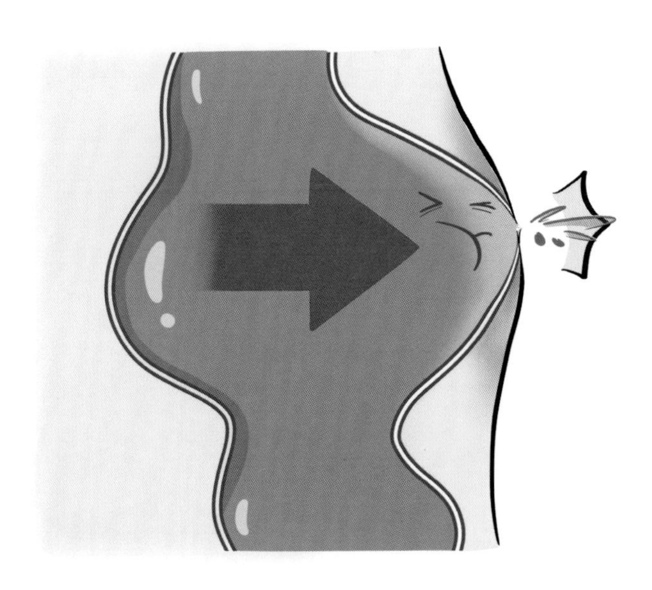

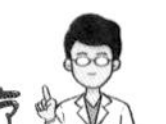

70. 下肢静脉曲张患处划破后血流如注怎么办？

患者应该立即压迫止血并就医。下肢静脉曲张患者患处破裂后，因静脉内压力较高，出血速度快，要立即进行加压包扎并抬高患肢。

患者要避免在未包扎的情况下剧烈奔跑，否则可能因大量出血而导致失血性休克。

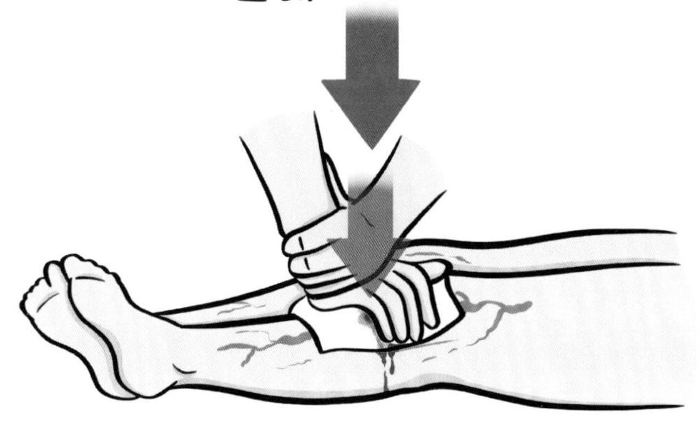

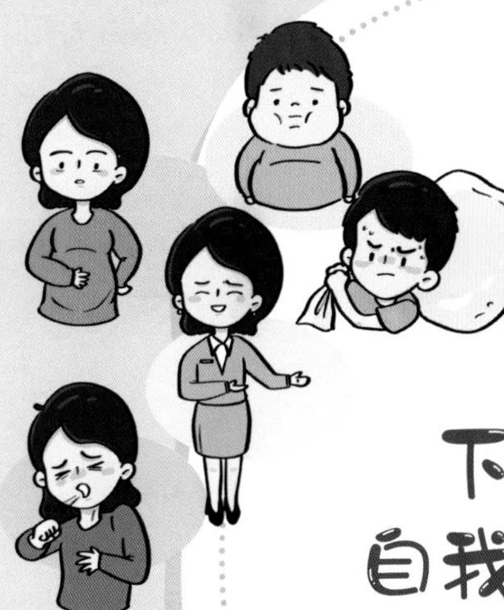

第三章

下肢静脉曲张的自我评估和健康管理

71. 哪些人需要预防下肢静脉曲张？如何预防？

由于下肢静脉曲张发病率较高，即便不是该病高发人群、没有出现下肢静脉曲张的表现，仍然建议加以预防。

对于完全没有症状的人群，可以通过合理的运动、避免久站久坐、休息时抬高下肢等方式减轻下肢静脉压力，维护下肢静脉系统的健康。

对于孕妇、需要长时间站立工作者等高发人群，建议在上述措施基础上，使用弹力袜等方式进一步增强对下肢静脉系统的保护。

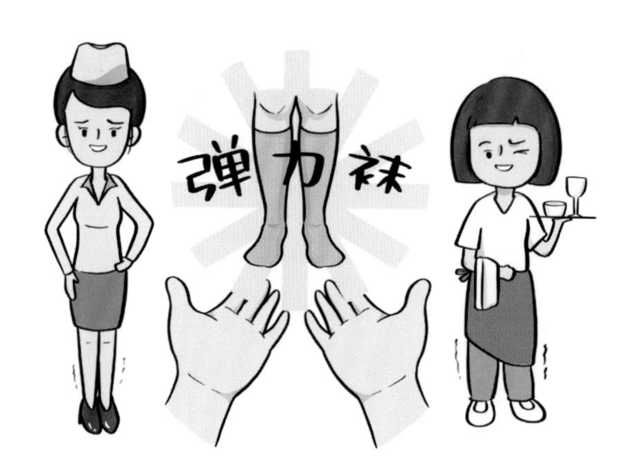

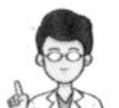

72. 亲属有下肢静脉曲张而自己又是高发人群，是否迟早会得下肢静脉曲张？

下肢静脉曲张是可预防的疾病，对于高发人群，建议提前采取预防措施，使用弹力袜，进行踝泵运动或者高抬腿运动，休息时抬高腿部帮助静脉血液回流，都可以有效降低下肢静脉曲张的发病率。

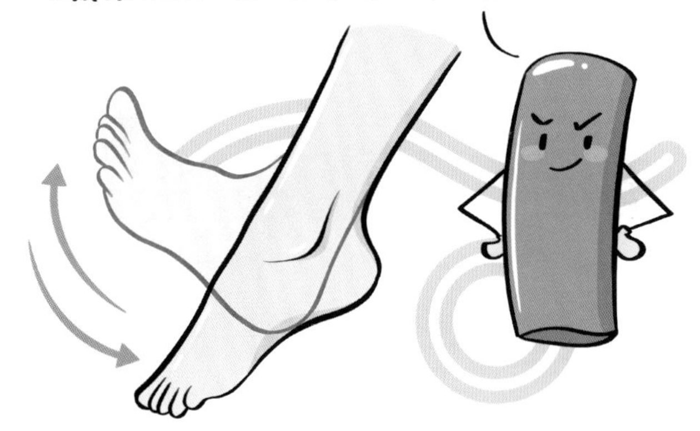

73. 下肢静脉曲张人群能穿高跟鞋吗?

穿高跟鞋会使静脉血液回流更加缓慢、迂曲，导致下肢酸胀、沉重、疼痛等感觉更明显。因此，建议下肢静脉曲张人群尽量避免穿高跟鞋，所穿鞋跟高度小于 3 cm 为妥。

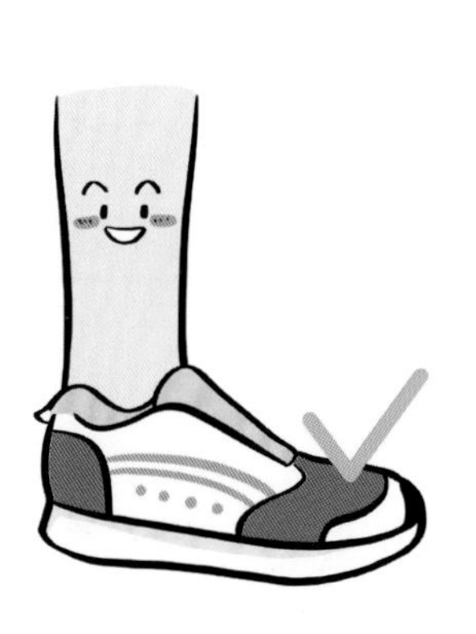

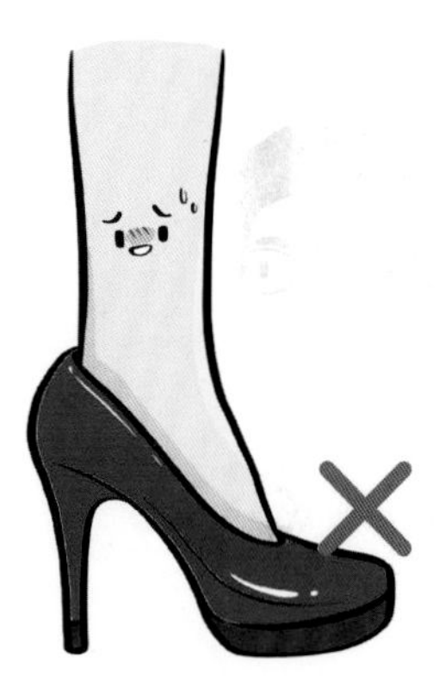

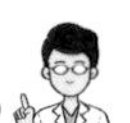

74. 皮下脂肪较厚是否会遮掩下肢静脉曲张的表现?

下肢静脉曲张的表现因曲张血管的位置及严重程度而异。过厚的皮下脂肪确实可以在一定程度上掩盖皮下浅表静脉的迂曲与扩张。如自感有出现下肢静脉曲张相关症状，但目视无法看到迂曲静脉，建议到医院就诊，通过下肢静脉彩超进行评估和诊断。

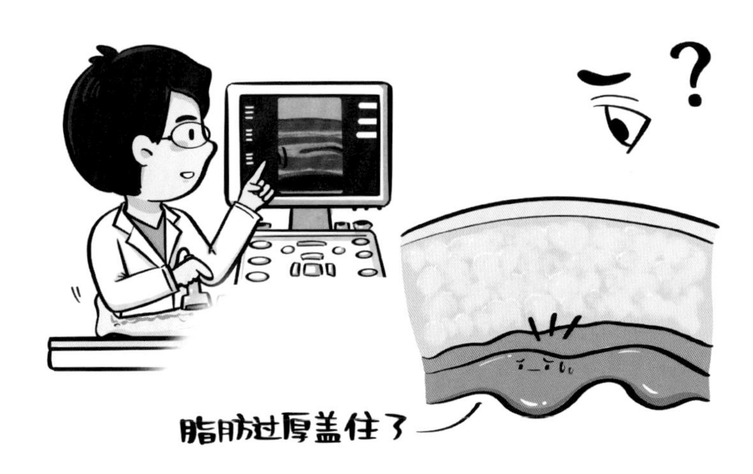

75. 经常感到下肢坠胀,但没看到静脉凸起,会是下肢静脉曲张吗?

相当一部分下肢静脉曲张患者存在下肢坠胀的表现，但并不是所有下肢坠胀都是下肢静脉曲张。撇开很多导致这一症状的疾病不谈，就算是站立太久，甚至打麻将太久也会有下肢坠胀感。如要确诊是否存在下肢静脉曲张，还是要到医院做下肢静脉血管彩超检查。

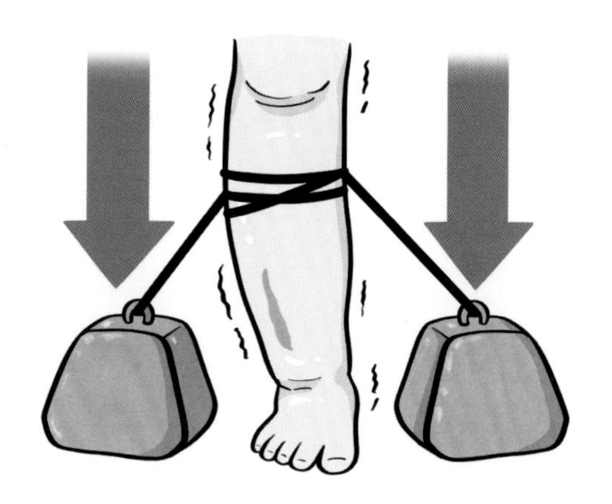

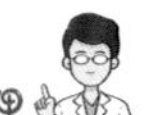

76. 腿上看到很多像丝线一样的红红蓝蓝细小血管，是下肢静脉曲张吗？

腿上出现网状的毛细血管一般是下肢静脉曲张 1 级的表现，是下肢静脉曲张的“预告片”阶段，需要积极预防和保守治疗。建议改变久站久坐等不健康生活习惯，每半小时到一小时进行下肢活动，有效地促进血液循环。此外，还可以穿弹力袜帮助静脉回流，防止静脉曲张进一步发展。

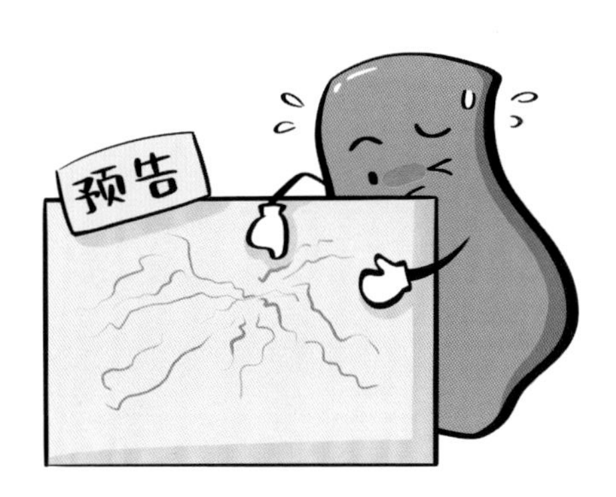

77. 怀孕时出现下肢静脉曲张，但分娩后逐渐消失了，是已经痊愈了吗？

妊娠是下肢静脉曲张的高危因素，妊娠期间增大的子宫会对髂静脉发生压迫，导致下肢静脉血液回流不通畅，引起静脉压力升高，进而出现下肢静脉曲张。当妊娠期结束后，随着子宫对髂静脉压迫的解除，生理性的静脉曲张会恢复，但已经出现病理性改变的静脉曲张则不能复原，可在医院通过彩超检查评估自己的情况。

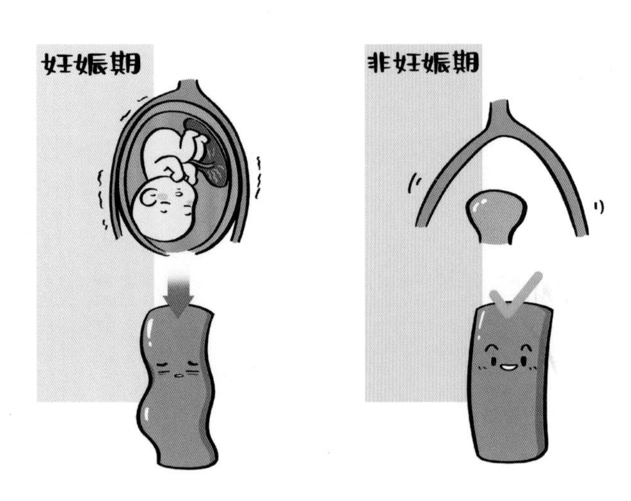

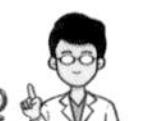

78. 有相应症状，是否就可以确诊下肢静脉曲张？

与下肢静脉曲张相类似的症状也可由其他病变引起，出现相应症状者应前往医院就诊，请专业医生通过诸如体格检查、彩超甚至造影等手段来进行评估和诊断。

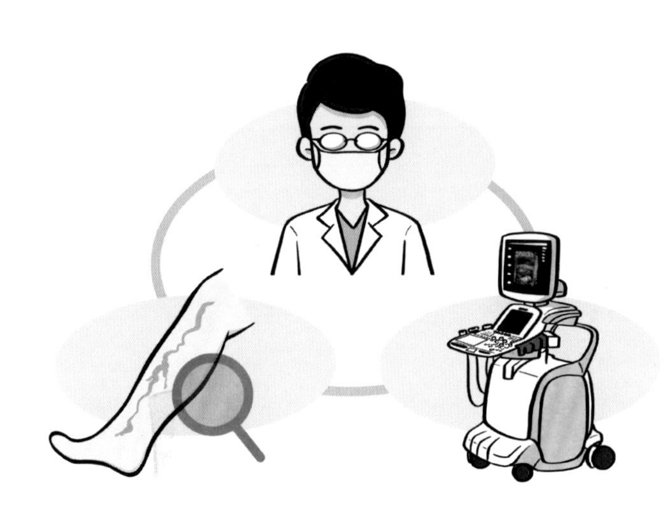

79. 下肢静脉曲张不管它，会咋样？

出现下肢静脉曲张后，随着病情的进展会导致腿部水肿，产生坠胀感，含有大量代谢废物的静脉血的淤积也会引起皮肤瘙痒等症状，进一步加重后，经常挠抓出现小创口会出现经久不愈、溃烂渗液等表现。

虽然下肢静脉曲张本身不会危及生命和肢体安全，但会严重影响生活质量。另外，长期的血液淤滞也可能会引起深静脉血栓形成、肺栓塞等严重并发症。

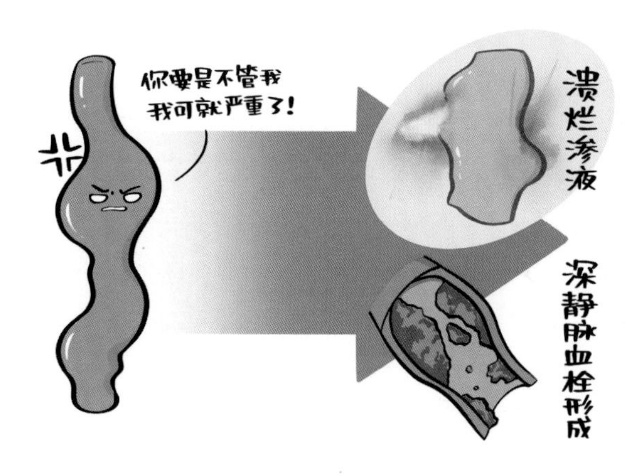

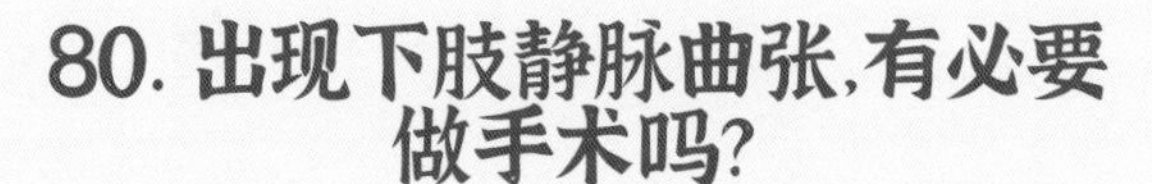

80. 出现下肢静脉曲张，有必要做手术吗？

下肢静脉曲张是一个由轻到重逐渐发展的慢性过程，是否需要手术治疗，主要取决于病情的严重程度和病症对患者自身生活的影响程度。比如，对于一些年轻女士来说，出于美观考虑，即使仅有轻度的血管扩张，也会选择手术；而对“青筋暴露”见怪不怪的健身爱好者，可能只有在腿部出现严重不适和皮肤瘙痒时，才会选择手术。

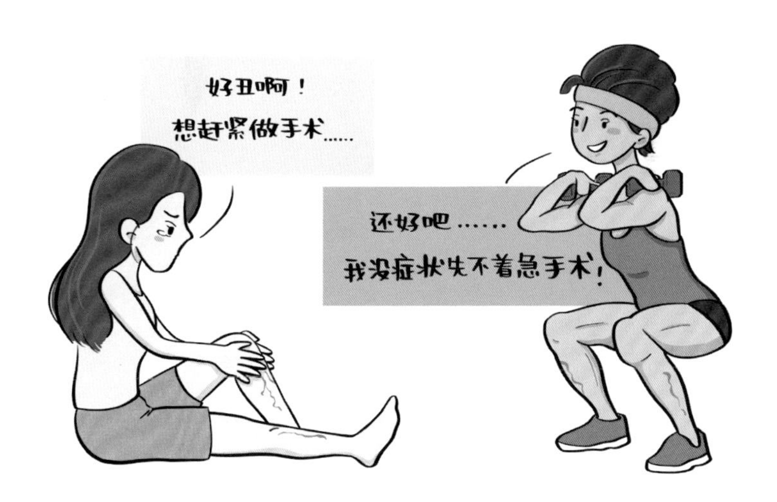

81. 下肢静脉曲张手术的瘢痕明显吗?

下肢静脉曲张手术的切口小而平整，每个手术切口长度在 1~2 cm，形成的瘢痕通常并不明显。术后注意防晒、减少摩擦等有助于抑制瘢痕增生，如果属于瘢痕体质人群，还可以在医生的指导下使用瘢痕贴。

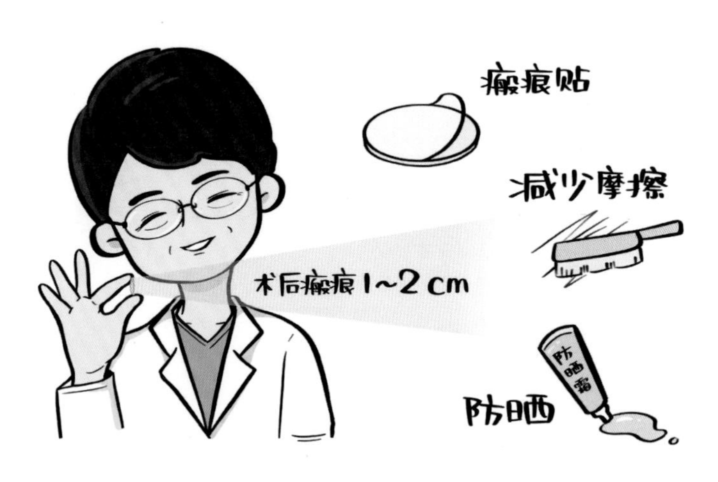

82. 下肢静脉曲张多年，有次小腿受伤后伤口久久不愈，做手术能治好吗？

严重的下肢静脉曲张会导致下肢血液淤滞，如果腿部受伤后伤口不愈合，其实就是形成了溃疡，是下肢静脉曲张的严重并发症。由于溃疡处存在微生物感染，溃疡尚未愈合时手术会有严重的切口感染风险，通常建议先进行压力治疗、药物辅助治疗、创口清理消毒等多种措施帮助溃疡愈合，然后再行手术治疗。若在上述措施干预下溃疡仍无法愈合，可以在专科医生的评估下手术，解除病因来帮助溃疡伤口愈合。

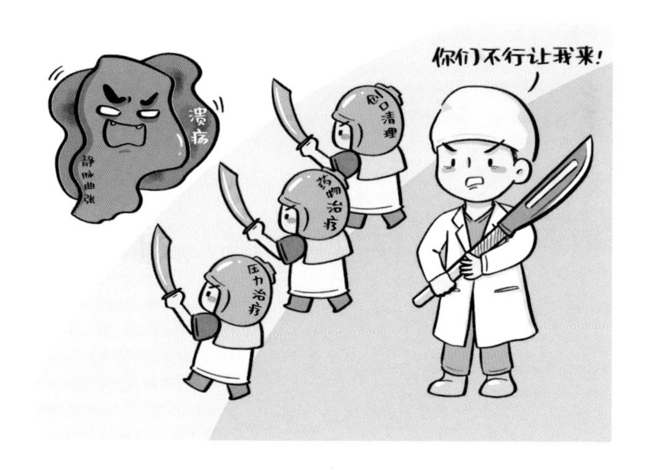

83. 做下肢静脉曲张手术有没有风险？

任何手术都存在一定的风险，下肢静脉曲张手术是一种非常成熟的手术，训练有素的专科医生可以通过详尽的检查与评估将手术风险显著降低。

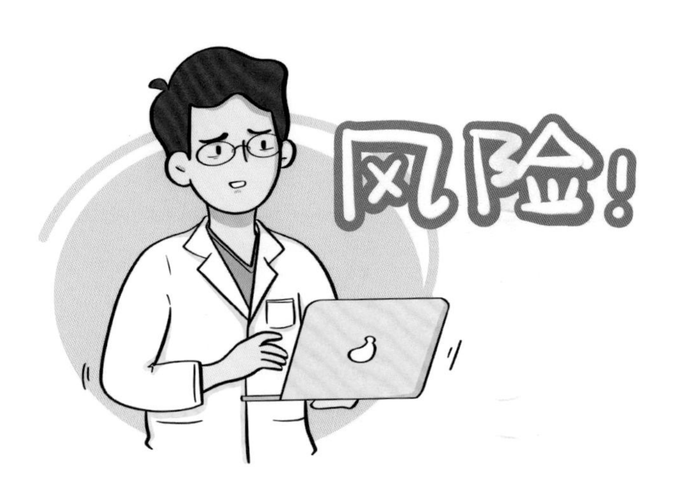

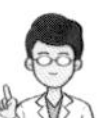

84. 听说做不做手术都要穿弹力袜，那手术不就白做了？

术前穿弹力袜的作用是帮助原本失能的浅表静脉系统完成日常工作。而术后穿弹力袜除了早期对手术创伤有压迫止血功能外，后期主要是在深静脉功能逐渐代偿并承担整个下肢静脉回流工作的过程中起辅助作用；当深静脉功能可以负担整个下肢的静脉回流任务以后，弹力袜就变成了一种保护。

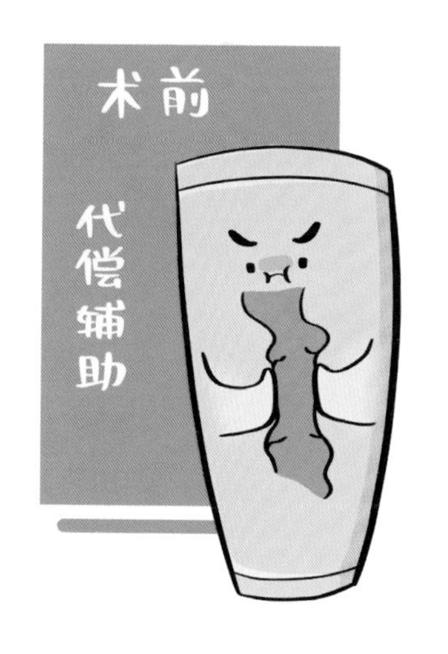

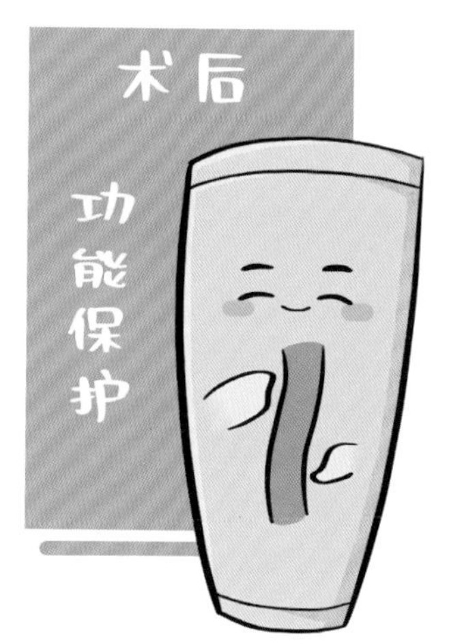

85. 80 多岁了，还能做下肢静脉曲张手术吗？

高龄并不是手术的绝对禁忌，但需要评估老年人本身的心肺功能和其他脏器功能。当然年龄较大的人群相比年轻人来说，其恢复能力相对较差，手术风险也相对较高，老年人及家属应在专科医生的帮助下仔细权衡手术的风险与获益，以便做出合适的决策。

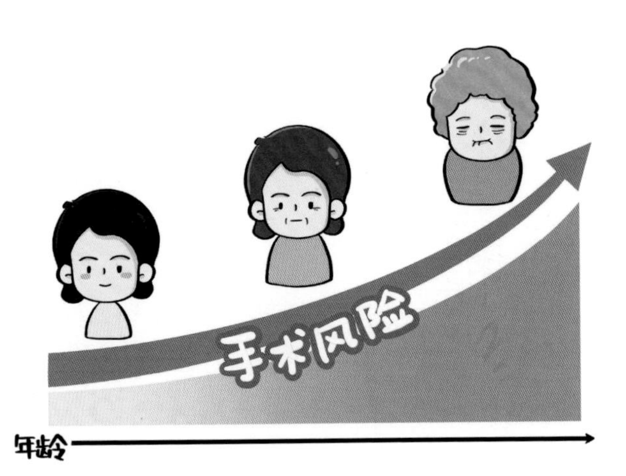

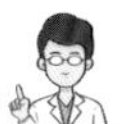

86. 下肢静脉曲张的保守治疗就是吃药吗?

下肢静脉曲张的保守治疗主要包括三种方式：药物治疗、压力治疗、改变生活习惯。药物在大多数时候起到的只是辅助作用，反而是以弹力袜为主的压力治疗和生活习惯的改变是最为主要和有效的控制方式。特别要提醒，保守治疗仅能控制病情的进展，而不能根治疾病。

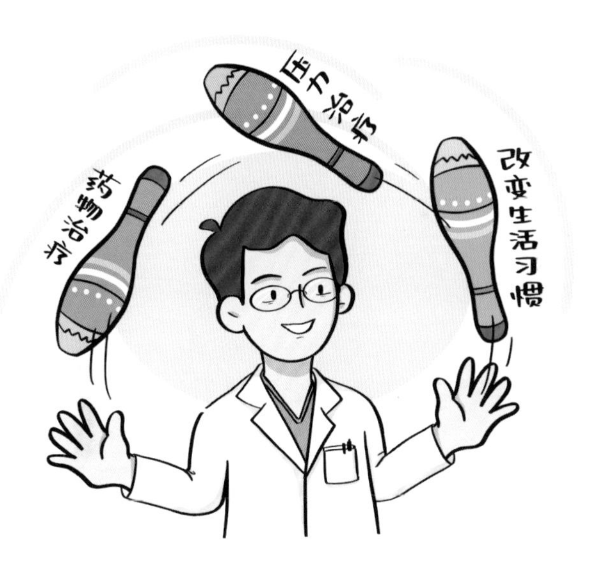

87. 出现下肢静脉曲张一定要穿弹力袜吗?

下肢静脉曲张需要穿的袜子并非平时使用的棉袜，是指用于治疗静脉曲张的梯度压力袜，即本书所述的弹力袜。其作用主要是通过有梯度的压力促进静脉回流，减少淤滞在下肢的静脉血，从而减轻下肢静脉系统的负担，抑制下肢静脉曲张的病程进展。

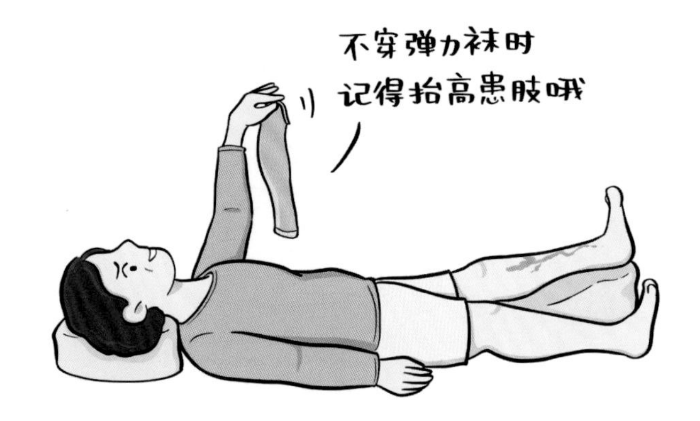

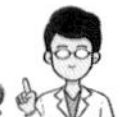

88. 弹力袜的工作原理是什么？

弹力袜是最为常用的预防与控制下肢静脉曲张的有效手段之一，原理是通过有梯度的弹力压迫（从脚踝到大腿压迫力逐渐减轻，从而利用压力差将下肢淤滞的静脉血推挤、回流）辅助下肢静脉系统完成静脉回流，减轻其负担，从而改善因下肢静脉曲张导致的下肢静脉血淤滞而引起的症状。

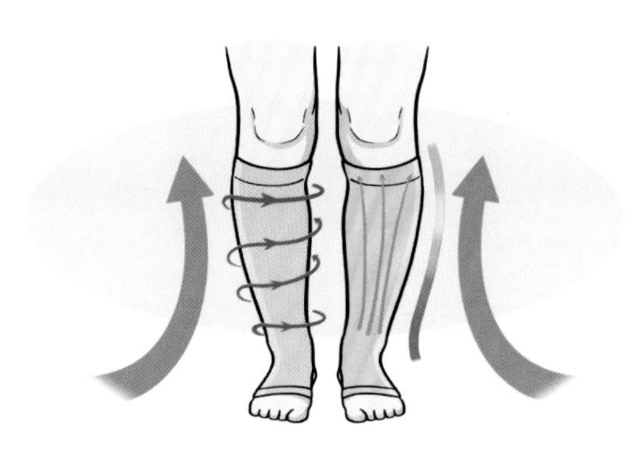

89. 需要 24 小时都穿弹力袜吗?

对于下肢静脉曲张人群，一般是早上起床后穿戴弹力袜，晚上睡觉前脱下，并不建议 24 小时穿戴。白天如果有条件可以抬高患肢或平躺，也可以脱下弹力袜。术后已经基本恢复的患者，在需要久站久坐或重体力劳动等时候应该穿戴弹力袜，以防静脉功能受损或复发。

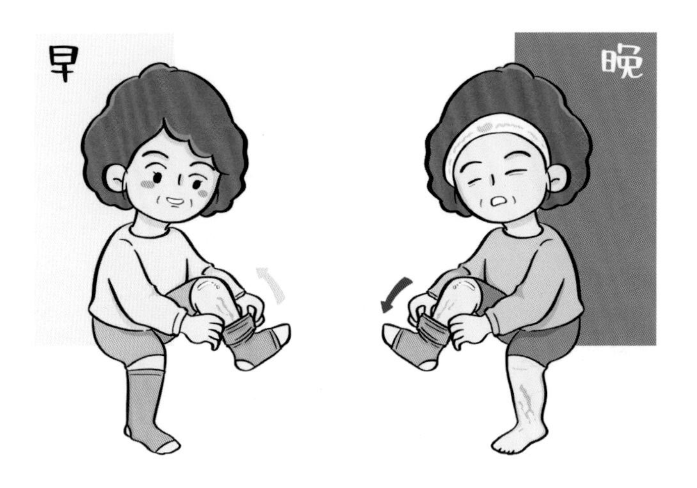

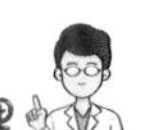

90. 居家情况下如何减轻下肢静脉曲张带来的不适？

减轻下肢静脉曲张所致的不适的最好方法是压力治疗和改变生活习惯，如避免久站久坐。有条件时尽量多抬高下肢，没条件时尽量穿戴弹力袜。

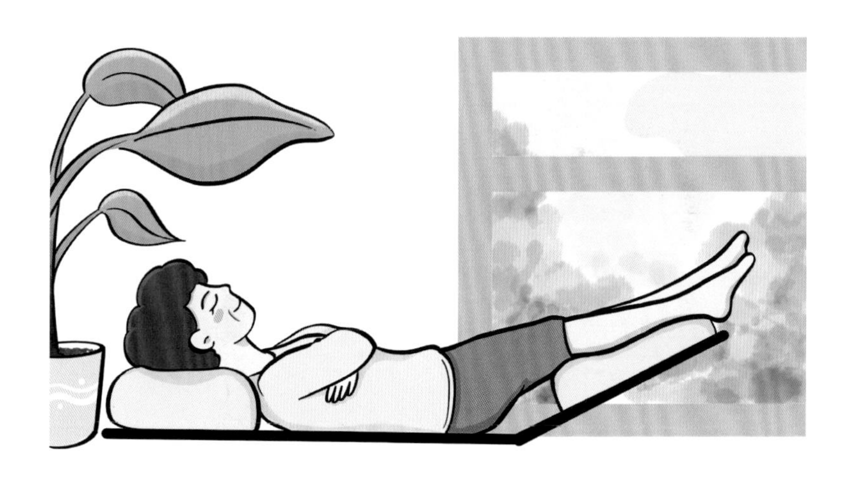

91. 下肢静脉曲张不明显，但腿经常很痒怎么办？

多数情况下，较为严重的下肢静脉曲张才会引起诸如皮肤瘙痒、破溃等并发症。但有少数患者的皮肤较为敏感，会在大隐静脉迂曲扩张尚不严重的时候就出现皮炎表现，针对这种情况建议及时就医，征求专科医生意见，看是否需要手术治疗。

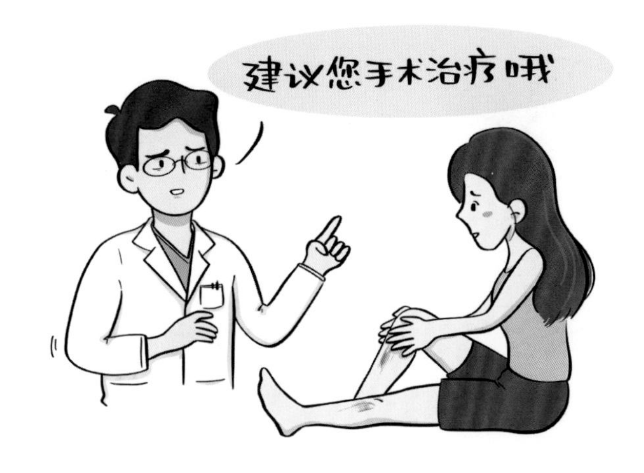

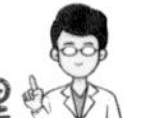

92. 下肢静脉曲张术后需要在床上躺多久？

静脉曲张手术属于常规手术，在一些医院已成为日间手术。根据不同的病情，术后卧床休息 1~3 天，住院 5~7 天。卧床期间可短暂下床活动，如上洗手间等，之后逐渐恢复正常活动，每个手术切口长度在 1~2 cm 左右。

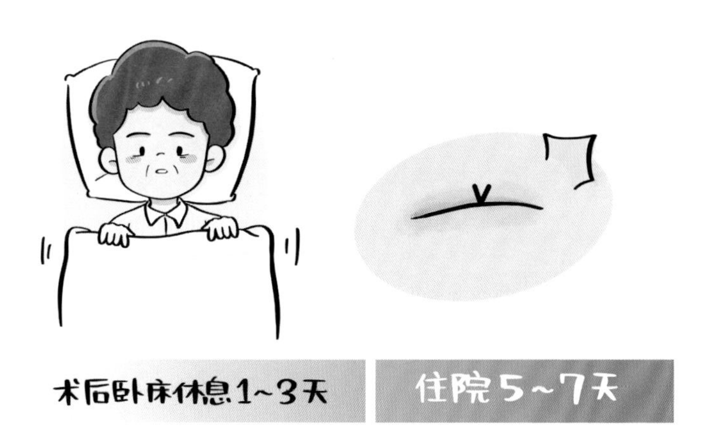

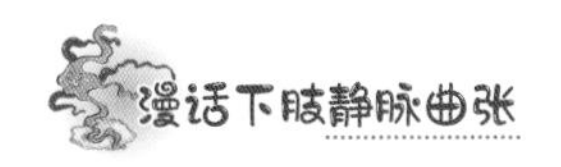

93. 下肢静脉曲张手术后就万事大吉了吗?

建议术后第一年内复诊四次，术后第二年复诊一次，以便了解术后情况。如果出现下肢肿胀、疼痛、伤口红肿渗出等情况，应立即就诊。下肢静脉曲张手术后最好长期坚持穿戴弹力袜；如果条件不具备，至少需要穿戴 6 个月。

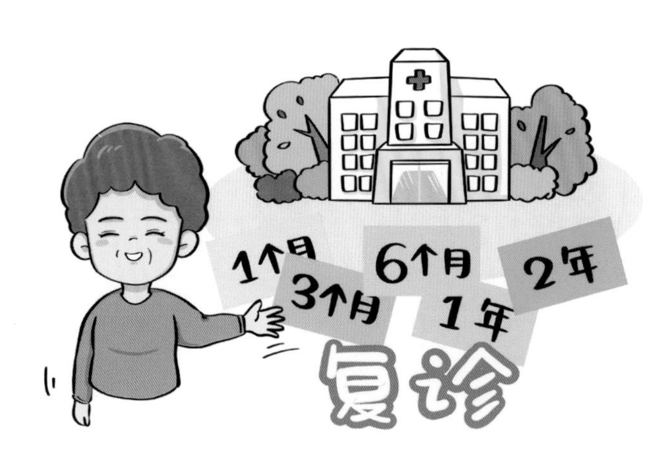

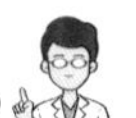

94. 静脉曲张术后腿还有点儿麻，和麻醉有关系吗？

个别患者术后可能会出现小腿或足背等部位皮肤感觉麻木，这和麻醉无关系。控制这部分皮肤感觉的隐神经与大隐静脉伴行且关系紧密，在处理曲张的大隐静脉时可能会发生隐神经的损伤，通常在术后3~6月逐步自行恢复。

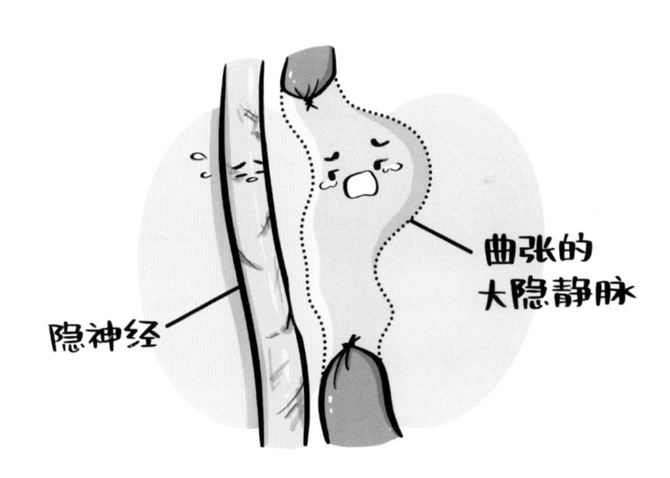

95. 术后饮食需要注意什么？

下肢静脉曲张手术后可以正常饮食，饮食上没有特别的禁忌。手术前需禁食的患者经过一整天的禁食，胃肠道可能需要适应，建议以清淡饮食为主。后期伤口愈合、身体恢复需要补充足够的营养，特别是蛋白质。

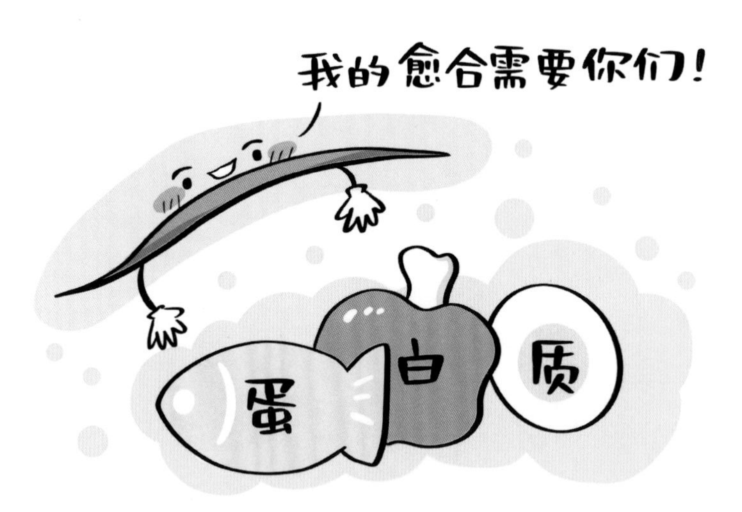

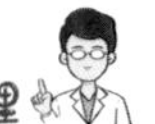

96. 得了下肢静脉曲张，怎样的睡眠姿势能帮助改善症状？

睡觉的时候把腿部垫高，使双腿保持在高于心脏平面的位置，能够有效地促使静脉内的血液回流至心脏，减轻静脉内血液淤滞所带来的不适。值得注意的是，并非只垫高足部，整个小腿包括腘窝处都应有可靠且柔软的支撑物（如叠放的棉被等）。

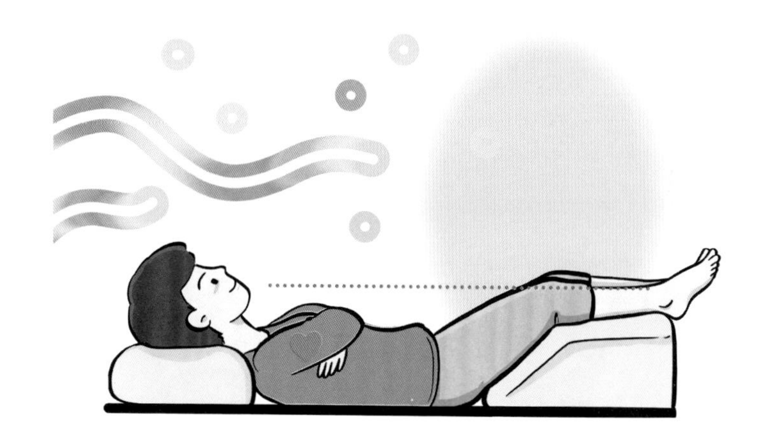

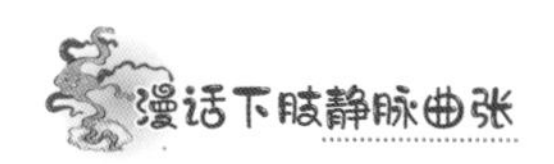

97. 做了下肢静脉曲张手术后，是否还会复发？

下肢静脉曲张是一个常见的疾病，发病率已达到 10% 以上。造成术后复发的原因主要有三种。

（1）大小隐静脉主干或属支静脉处理不彻底：手术中曲张的大小隐静脉主干及属支没有完全去除或闭合，造成下肢还有残留的曲张大小隐静脉，血液可以通过其他的血管再流入未处理的大小隐静脉中，下肢静脉曲张就容易复发。

（2）交通支出现静脉曲张：小腿中有很多弯曲的血管是连接腿部深静脉与浅静脉的小血管（叫作交通支），它们发生扩张会造成下肢静脉曲张复发。

（3）误诊：把其他疾病误诊成下肢静脉曲张，比如 KT 综合征、血栓后综合征、原发性的深静脉瓣膜功能不全、布加综合征等。

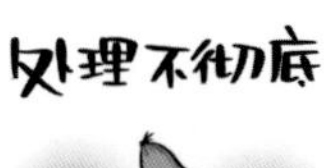

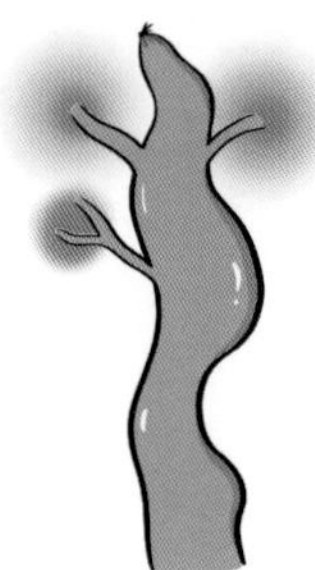
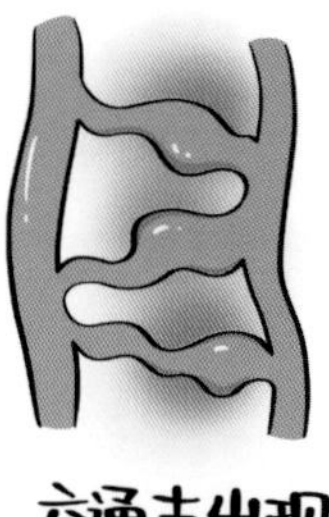

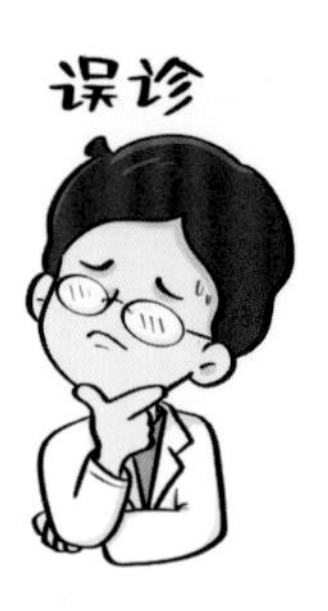

98. 下肢静脉曲张术后复发该如何治疗？

如果患者病情与 C1、C2、C3 级情况类似，建议保守治疗（吃药、穿弹力袜）；如果病情接近 C4、C5、C6 级情况，建议再次手术治疗。

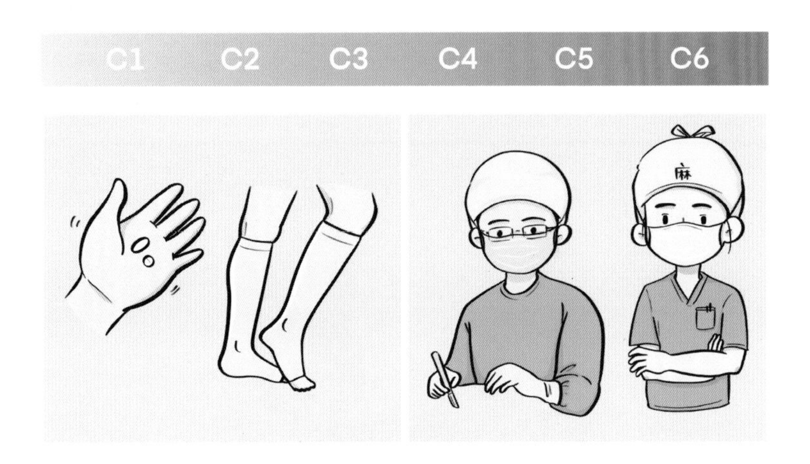

99. 下肢静脉曲张术后因工作需要长期站立，如何避免复发？

长期站立是导致下肢静脉曲张复发的主要原因之一，为避免复发需注意以下几点。

（1）改变站立姿势，可以选择间歇性地换脚站立将重量转到不同的腿上。

（2）穿着弹力袜，可以促进下肢血液回流。

（3）适量运动，可以促进下肢的血液循环，比如散步、游泳等。

（4）控制体重，可以减轻下肢的负担。

（5）定期检查，早发现、早治疗，减少病情加重。

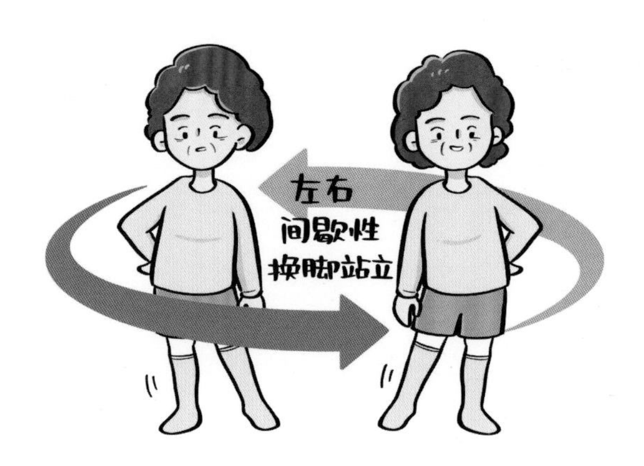

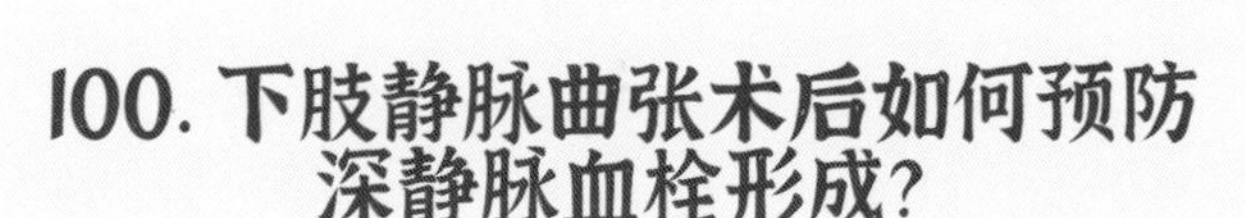

100. 下肢静脉曲张术后如何预防深静脉血栓形成？

（1）术后抬高患肢，促进静脉血回流；同时可在床上适当活动下肢，屈伸膝关节和踝关节。活动方法：用力向下伸脚，尽量使踝关节伸直，保持 1~2 秒钟，然后用力钩脚，保持 1~2 秒钟，再如此反复练习，可调动小腿肌肉泵作用，加速下肢静脉血的流速，也有利于下肢静脉血的回流。

（2）术后穿戴弹力袜或绑弹力绷带，同时还可以用下肢空气泵挤压小腿肌肉，减少静脉血在下肢的停留时间。

（3）对有静脉血栓栓塞症高危因素的患者，需在专科医师的指导下使用抗凝药物进行预防。

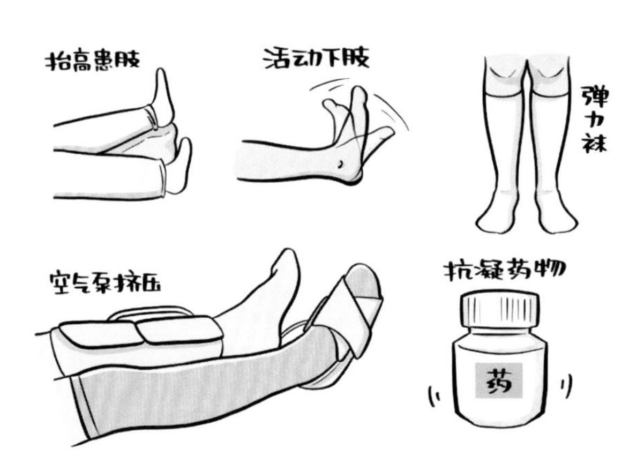